Le Rhumatisme

Articulaire Aigu

LES ACTUALITÉS MÉDICALES

La Grippe, par le Dr L. GALLIARD, médecin de l'hôpital Saint-
Antoine. 1 vol. in-16 carré, 100 pages avec 7 fig., cart. 1 fr. 50
Les États neurasthéniques, par le Dr GILLES DE LA TOURETTE,
professeur agrégé à la Faculté de médecine, médecin de l'hô-
pital Saint-Antoine. 1 vol. in-16 carré, 92 pages, cart. 1 fr. 50
Formes et Traitement des myélites syphilitiques, par le Dr
GILLES DE LA TOURETTE. 1 vol. in-16 carré, 92 p., cart. 1 fr. 50
La Diphtérie, par le Dr H. BARBIER, médecin des hôpitaux, et
G. ULMANN. 1 vol. in-16 carré, 96 p. avec 7 fig., cart 1 fr. 50
Les Glycosuries non diabétiques, par le Dr ROCQUE, pro-
fesseur agrégé à la Faculté de Lyon, médecin des hôpitaux.
1 vol. in-16 carré, 96 pages, cart.................. 1 fr. 50
Psychologie de l'instinct sexuel, par le Dr JOANNY ROUX, mé-
decin-adjoint (désigné) des Asiles d'Aliénés de Lyon. 1 vol.
in-16 carré, 96 pages avec fig., cart.................. 1 fr. 50
La Radiographie et la Radioscopie cliniques, par le Dr L.-R.
RÉGNIER, chef du laboratoire de radiographie de la Charité.
1 vol. in-16 carré, 96 pages et 11 fig., cart.......... 1 fr. 50
Les Rayons de Rœntgen et le diagnostic de la Tuberculose,
par le Dr A. BÉCLÈRE, médecin de l'hôpital Saint-Antoine.
1 vol. in-16 carré, 96 pages et 9 fig., cart.......... 1 fr. 50
Le Tétanos, par le Dr J. COURMONT, professeur agrégé à la Faculté
de Lyon, et M. DOYON, professeur agrégé à la Faculté de Lyon.
1 vol. in-16, 96 pages et 4 fig., cart.............. 1 fr. 50
Les Régénérations d'organes, par le Dr P. CARNOT, docteur ès
sciences. 1 vol. in-16. 96 pages et 14 fig., cart........ 1 fr. 50
Thérapeutique oculaire, *médications et opérations nouvelles*,
par le Dr F. TERRIEN, chef de clinique ophtalmologique à la Faculté de Paris. 1 vol. in-16. 96 p. et 12 fig., cart... 1 fr. 50
Les Auto-intoxications de la grossesse, par le Dr BOUFFE DE
SAINT-BLAISE, accoucheur des Hôpitaux de Paris. 1 vol. in-16
carré, 96 pages, cart........................... 1 fr. 50
Le Diabète, par le Dr R. LÉPINE, professeur à la Faculté de Lyon,
médecin des Hôpitaux. 1 vol. in-16 , 96 p., cart... 1 fr. 50
Le Rhume des foins, par le Dr J. GAREL, médecin des Hôpitaux
de Lyon. 1 vol. in-16 carré, 96 pages, cart..... 1 fr. 50
Diagnostic des Maladies de la Moelle, (*siège des lésions*), par
le Dr GRASSET, professeur à la Faculté de Montpellier. 1 vol.
in-16 carré, 96 pages et fig., cart.................. 1 fr. 50
Anatomie clinique des Centres nerveux, par le Dr GRASSET.
1 vol. in-16 carré, 96 pages et fig., cart........... 1 fr. 50
L'Appendicite, par le Dr Aug. BROCA, professeur agrégé de la
Faculté de médecine de Paris, chirurgien de l'hôpital Trous-
seau. 1 vol. in-16, 96 pages et 8 fig., cart........ 1 fr. 50
La Gastrostomie, par le Dr J. BRAQUEHAYE, professeur agrégé à la
Faculté de Bordeaux, chirurgien de l'hôpital civil français
de Tunis. 1 vol. in-16 carré, 96 pages et fig., cart.. 1 fr. 50
Cancer et Tuberculose, par le Dr H. CLAUDE. 1 vol. in-16 de
96 pages et fig., cart............................ 1 fr. 50
La Fatigue oculaire et le surmenage visuel, par le Dr L. DOR.
1 vol. in-16 carré, 96 pages, cart.................. 1 fr. 50
Le Rhumatisme articulaire, par le Dr TRIBOULET, médecin des
Hôpitaux de Paris, et A. COYON. 1 vol. in-16, 96 pages et
fig., cart.. 1 fr. 50

Le Rhumatisme

Articulaire Aigu

EN BACTÉRIOLOGIE

PAR

H. TRIBOULET   et   **A. COYON**

MÉDECIN DES HOPITAUX DE PARIS   INTERNE DES HOPITAUX DE PARIS

AVEC 4 FIGURES DANS LE TEXTE

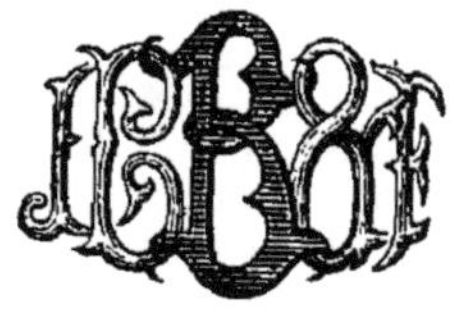

PARIS

LIBRAIRIE J.-B. BAILLIÈRE ET FILS

19, RUE HAUTEFEUILLE, 19

1900

Tous droits réservés.

INTRODUCTION

*D'où vient que du nombre déjà si considérable de tra-
vaux accumulés sur le rhumatisme, il ne se soit encore rien
dégagé qui puisse échapper à la critique? C'est que les
auteurs ont toujours voulu arriver à une conclusion, sans
avoir établi les prémisses nécessaires. C'est que de tous
côtés, dans l'espoir d'une découverte retentissante, on a
voulu appliquer quelques résultats partiels d'études incom-
plètes à un ensemble de faits par trop complexes. — On n'a
pas hésité, dans ce but, à grouper en commun des observations disparates, des documents que réunissent seulement
des analogies et non point une identité. Aussi a-t-on été
conduit à appliquer indistinctement à tous ces faits des
conclusions qui ne devaient suivre que certains d'entre
eux. On a jusqu'ici toujours tenté la synthèse, avant
d'avoir fait des analyses suffisantes, d'où l'échec inévitable.
Personne ne peut dire qu'il a étudié le rhumatisme (entité
factice, encore non démontrée), sans faire une synthèse hâtive.
Chacun doit simplement établir qu'il a étudié telles ou
telles manifestations dans le rhumatisme, et si cette étude
d'analyse a été mise à l'abri des idées préconçues, elle a des
chances de fournir quelques documents irréprochables que
d'autres pourront utiliser un jour. C'est là, nous le verrons,
tout ce qu'on peut prétendre faire actuellement.*

*Ce travail est consacré à quelques points d'analyse du
rhumatisme. Redoutant avant toute chose les séductions de
l'à-priori et nous détournant de l'affirmation sans contrôle,
nous avons tenu à nous attacher à la vraie formule du scep-
ticisme scientifique, celle qui s'inspire de la pensée de notre
grand Critique : « Que savons-nous? »*

RHUMATISME ARTICULAIRE AIGU

EN BACTÉRIOLOGIE

AVANT-PROPOS.

NOTRE IGNORANCE AU SUJET DU RHUMATISME.
INTERPRÉTATION DÉFECTUEUSE ACTUELLE DES DONNÉES
DE LA CLINIQUE ET DE LA BACTÉRIOLOGIE.

Clinique. — L'étude clinique ne nous a encore rien appris de positif au sujet du rhumatisme : il n'existe ni un symptôme pathognomonique, ni une lésion histologique spécifique de cette affection. Comme pour tout sujet de pathologie, seule l'étiologie pourrait permettre une classification exacte. Or, tout ce que nous avons pu faire jusqu'ici, grâce à l'étiologie, ce fut de mettre dans un groupe les manifestations articulaires infectieuses qui relèvent d'une cause connue, ou présumable : les *pseudo-rhumatismes*, et de placer, en opposition, dans un autre groupe, les manifestations articulaires qui sont le *rhumatisme vrai*, manifestations pour lesquelles une notion étiologique précise fait encore défaut.

A l'heure actuelle, par la seule clinique, parmi les polyarthrites aiguës fébriles, on doit envisager comme *rhumatisme*, tout ce qui n'est pas pseudo-rhumatisme : mais est-ce là une définition ? Assurément, non : nous savons ainsi *ce que n'est pas* le rhumatisme, mais nous continuons *à ignorer absolument ce qu'il est*. Tout ce que nous constatons, c'est qu'il y a des rhumatismes *simples*; qu'il y a des rhumatismes *avec complications* : 1° d'endocardite, 2° de péricardite, 3° de phénomènes pleuro-pulmonaires, 4° de phénomènes nerveux : chorée, rhumatisme cérébral, etc.

Ces complications sont-elles *rhumatismales*, c'est-à-dire de même essence que la polyarthrite fébrile? *Nous l'ignorons absolument.* Soit la complication classique, l'endocardite, communément appelée rhumatismale, nous savons que ses allures cliniques la différencient des endocardites infectieuses infectantes, mais ce n'est là qu'un caractère d'exclusion : ce qu'elle est en elle-même, nous l'ignorons.

Histologiquement, elle passe successivement par les phases d'œdème congestif et d'organisation fibreuse : ce sont là des phénomènes inflammatoires de banalité. — On peut en dire autant de la péricardite : elle est fibro-plastique, et non suppurative: mais est-elle rhumatismale? Il en est de même des autres complications : aucune d'elles ne révèle sa spécificité incontestable. — Par les symptômes, par l'histologie, nous n'avons rien appris du rhumatisme qui soit indiscuté.

En l'absence d'une sanction spécifique du rhumatisme, aucune manifestation survenant au cours de la polyarthrite fébrile ne saurait être déclarée incontestablement *rhumatismale*, et, au lieu de parler, sans en prouver la nature, de complications *rhumatismales*, nous sommes en droit de comprendre les rhumatismes compliqués de la façon suivante : considérons dans les rhumatismes, comme choses séparées, sinon distinctes : 1° la polyarthrite fébrile, 2° la complication ; que celle-ci, d'ailleurs, suive ou précède les manifestations articulaires. Nous disons que la complication suive, ou précède, parce que parfois, mais très exceptionnellement, l'endocarde ou le péricarde se sont montrés touchés avant les jointures.

Ce que nous allons développer à maintes reprises, nous autorise à traiter de conceptions *à priori* toutes celles qui placent endocardite, péricardite, arthrites, sous la même influence pathogénique, avec cette affirmation toute gratuite que le *vrai* rhumatisme est le seul rhumatisme *articulo-*

cardiaque d'emblée : le rhumatisme viscéral d'emblée (Jaccoud).

Cette manière de voir exclusive est absolument incompatible avec l'enseignement des faits : elle reste à l'état d'hypothèse sans valeur, puisque non prouvée.

En 1836, puis en 1840, Bouillaud établit ses fameuses *lois de coïncidence :*

1° Dans le rhumatisme articulaire aigu, violent, généralisé, la *coïncidence* d'une endocardite, d'une péricardite ou d'une endo-péricardite est la *règle*, la *loi*; et la non-coïncidence, l'exception.

2° Dans le rhumatisme articulaire aigu, léger, partiel, apyrétique, la *non-coïncidence* d'une péricardite, ou d'une endo-péricardite est la *règle*, et la coïncidence, l'exception.

Après lui, Pidoux déclare : « Je ne me rappelle pas avoir vu un rhumatisme aigu généralisé sans quelque atteinte d'affection cardiaque, et je regarde cette affection comme aussi essentielle à la maladie que les arthrites elles-mêmes. »

D'après Besnier, le cœur est *toujours* frappé à un degré quelconque dans le rhumatisme articulaire aigu fébrile.

L'esprit humain aime les axiomes qui donnent à des notions d'observations vagues et incertaines des allures de vérités indiscutables et bon nombre de médecins se sont soumis à ces *lois* de Bouillaud ainsi renforcées.

Désormais il faut accepter cet *à priori* : « L'endocardite, c'est le rhumatisme du cœur et le cœur est comme une jointure, laquelle serait toujours prise dans le *vrai* rhumatisme. »

Ce sont là des idées sur lesquelles on vit encore en 1900, les faits et les doctrines pathogéniques modernes permettent de modifier cette manière de voir toute théorique et quelque peu erronée.

La critique de ces données *classiques* est aisée :

1°. D'abord dans les termes, nous ferons remarquer que Bouillaud, très judicieusement, a parlé seulement de *coïncidence*. Après lui, Pidoux, Besnier, et

un grand nombre de cliniciens ont conclu à la *contin-
gence* nécessaire : « je regarde l'affection cardiaque
comme aussi essentielle à la maladie que les arthrites
elles-mêmes. »

Vouloir réserver le seul nom de rhumatisme aux
formes viscérales d'emblée, c'est faire acte arbitraire
sans justification possible, puisqu'il y a tant de
rhumatismes francs aigus sans complications. Admettre *à priori* la complication dans tous les cas,
mais parfois à un degré d'atténuation telle qu'elle
passe inaperçue du clinicien, c'est inventer. Il reste
enfin à se demander pourquoi telle complication,
l'endocardite, plutôt que telle autre, doit servir de
critérium. C'est peut-être le rhumatisme à péricardite, ou à rhumatisme cérébral, etc., qui est le seul
vrai rhumatisme.

2° La deuxième critique s'adresse aux données
cliniques elles-mêmes, et en particulier, à ces *Lois*
de Bouillaud, acceptées trop aisément sans contrôle.

Quel est le clinicien qui, même en ne regardant
que cliniquement, accepterait encore cette première
loi dans sa rigueur : « Dans un rhumatisme intense, la
non-coïncidence d'endocardite est l'exception. »
Comme si les complications du rhumatisme, et en
particulier l'endocardite, étaient en raison directe de
l'intensité de la polyarthrite fébrile ! Ce sont là des
conceptions théoriques à la Broussais, qui ne ré-
pondent pas à la réalité clinique.

Parcourons les recueils d'observations, et nous
verrons bon nombre de polyarthrites fébriles suraiguës dont la fièvre et les manifestations locales tom-
bent sans laisser de traces « *en feu de paille* ». Aussi
intense que vous supposiez ce rhumatisme, il a
« léché, mais il n'a pas mordu ». Ceci, nous le répé-
tons, est fréquent. Par contre, un rhumatisme, une
polyarthrite fébrile même légère, mais tenace, sans
tendances à la résolution, peut être suivie de complications graves ou durables : il semble donc que
ce ne soit pas spécialement l'intensité de la fièvre
rhumatismale qui fasse les complications (endocar-

dite, péricardite, etc.), mais il semble qu'il y ait alors autre chose. On en arrive à se demander si, entre un rhumatisme guéri ad integrum et un rhumatisme à complications durables, il n'y a pas quelque chose qui fait la différence totale : ce quelque chose, à défaut de la clinique et de l'anatomie, toutes deux incompétentes, c'est justement ce que nous demandons à la bactériologie de nous faire connaître.

Bactériologie. — Quand, ainsi qu'on le fait couramment, on réunit dans un même groupe toutes les observations dans lesquelles apparaissent, à un titre quelconque, des manifestations articulaires aiguës, l'histoire bactériologique du rhumatisme paraît assez riche ; mais, quand on soumet les statistiques à un contrôle serré, dont nous indiquerons minutieusement les exigences, on voit combien est restreint le nombre d'observations avec documents bactériologiques positifs. Les faits que nous avons pu passer en revue ne nous donnent qu'un total de quinze à vingt résultats positifs — en tout — (abstraction faite de la statistique de Singer concernant le staphylocoque).

Ce serait assurément un résultat d'une certaine valeur, s'il nous était permis d'en déduire qu'on a quinze ou vingt fois constaté chez le rhumatisant la présence d'un germe identique. Or la statistique est tout autre ; elle nous montre, au cours de l'état infectieux des rhumatisants : le bacille d'Achalme, un diplococcus plus spécialement étudié par nous, deux ou trois fois des cocci mal déterminés et, enfin (toujours en dehors de la statistique de Singer), trois ou quatre fois des staphylocoques ; rappelons que, dans certaines observations, il y a association de deux ou même de plusieurs variétés de ces germes.

Est-ce à dire que l'un quelconque de ces microbes représente la sanction bactériologique du rhumatisme ? Non, répondrons-nous ; non d'une façon certaine, scientifique.

Pour affirmer la nature microbienne spécifique

d'une maladie infectieuse, il est de nécessité absolue : 1° d'isoler dans tous les cas un germe *identique*,
sinon exactement dans sa morphologie, du moins
dans ses réactions de cultures; 2° de reproduire ex-
périmentalement, avec ces cultures inoculées à tel
ou tel *animal de choix*, le tableau morbide, sinon au
complet, du moins dans son *expression symptomatique
la plus saisissante*.

Pour affirmer que des complications organiques
survenues au cours de la maladie infectieuse étudiée relèvent bien de cette même infection, il faut
que ces complications fournissent, elles aussi, des
preuves identiques : 1° constatation *in situ* du même
germe infectieux ; 2° reproduction expérimentale
avec ce germe du ou des symptômes capitaux de la
maladie.

Il n'existe pas dans les recueils d'observations un
seul fait démontrant qu'un rhumatisme articulaire
aigu ayant été reconnu microbien, par examen bactériologique du sang, et le microbe étant bien déterminé, microbe *a* par exemple, une complication
endocardique, péricardique, pleuro-pulmonaire ou
autre, survenue au cours de ce rhumatisme, se soit
révélée, *post mortem* (humeurs ou tissus), ou sur le
vivant (sang, liquides), comme microbienne, à microbe identique *a*.

Il n'existe pas non plus une *série* de faits où, sur
le vivant, avec une fièvre et des arthrites microbiennes déclarées rhumatismales, la complication
endocardique ou autre, se soit constamment révélée comme liée à coup sûr à une infection identique *a*.

Jusqu'à ce jour l'étude bactériologique du rhumatisme, loin d'avoir permis d'isoler un germe *identique* dans les divers cas, n'a conduit qu'à la découverte, inconstante d'ailleurs, de germes disparates,
aussi bien dans la maladie simple, qu'au cours de
ses complications.

Aucun de ces germes ne s'est montré *spécifique*,
c'est-à-dire permettant de reproduire expérimenta-
lement, à volonté, et non au hasard douteux de

quelques expériences non contrôlées, l'expression symptomatique la plus saisissante : la *fièvre rhumatismale avec polyarthrite*. Pour savoir ce que représentent ces germes, pour connaître leur valeur absolue ou relative dans le rhumatisme, il faut confronter le plus grand nombre possible d'observations : dans ce but, nous avons consulté les traités classiques et les travaux nombreux écrits sur le sujet. Le champ à parcourir était vaste, la moisson a été pauvre, ce qui tient, à notre avis, non à la pénurie des faits, mais à la manière défectueuse d'étudier les manifestations du rhumatisme qui a eu et qui a cours maintenant encore. Nous nous expliquons à ce sujet.

CRITIQUE DU MODE D'ÉTUDE ACTUEL DES MANIFESTATIONS RHUMATISMALES (1)

Dans l'ignorance absolue où nous sommes de la nature de l'affection qui nous occupe, il n'est pas permis, en raison de la seule présence des arthropathies, de réunir les cas les plus graves et les plus bénins, les plus surchargés et les plus simples, sous l'étiquette commune de « *rhumatisme* », sans signaler les particularités qui distinguent telle variété clinique de telle autre. Nous avons laissé entendre qu'entre les formes simples et les formes compliquées, il semblait exister des éléments de différenciation ; il se peut encore que les formes à complications ne soient pas comparables entre elles. Il est habituel, dans les recherches, de *confondre* les résultats obtenus sur le vivant avec ceux qu'on retrouve dans les autopsies. Or il nous semble défectueux de *confondre* les rhumatismes qui ne tuent pas et les rhumatismes qui tuent. Il est indiqué de comparer tous ces faits, mais non pas de les *confondre*, d'où

(1) L'un de nous, en collaboration, a formulé, en quelques réflexions critiques, les desiderata actuels de l'étude du rhumatisme. (Voy. H. PETIT, *Considér. d'ensemble sur la Bactériol. du rhumatisme art. aigu.* Th. Paris. 1898, p. 39 et suiv.)

la nécessité, répélerons-nous incessamment, de placer chaque variété dans un chapitre d'attente distinct.

Le défaut à éviter, et nous y insisterons, est de réunir pour les conclusions pathogéniques des faits portant sur des cas cliniquement dissemblables par l'étiologie, par l'évolution.

1° *Les auteurs ont tendance à étudier, en les confondant, des formes distinctes, sinon différentes.*

Trop souvent, bien qu'ils aient affirmé que leur étude ne porte que sur des faits de rhumatisme vrai, avec élimination de tout ce qui peut concerner les rhumatismes pseudo-infectieux, les auteurs se laissent entraîner vers ce deuxième groupe (rhumatisme après érysipèle ; rhumatisme au cours d'une blennorragie, rhumatisme avec un état gastrique, avec phlébite, au cours d'une suppuration bronchique, etc.).

Il nous est encore facile de pousser la sévérité plus loin : les manifestations angineuses sont d'une extrême fréquence au début du rhumatisme ; mais *fréquentes* ne veut pas dire *constantes*; et avons-nous bien le droit de réunir, dans un même groupe, les rhumatismes à angine et les rhumatismes sans angine? Qui nous dit que, dans nombre de cas, les localisations articulaires ou viscérales ne dérivent pas du processus amygdalien? Dès lors, ces arthropathies peuvent revêtir plus ou moins les allures des pseudo-rhumatismes infectieux sans que nous ayons à en être autrement surpris. — Rhumatismale ou non, l'angine, jusqu'à nouvel ordre, doit nous apparaître comme une complication, qu'elle précède ou qu'elle accompagne les arthropathies, et nous avons dit que toutes les formes à complications doivent être étudiées séparément.

D'ailleurs, une forme avec telle complication peut différer entièrement de telle autre ; il se peut que le rhumatisme avec péricardite ne soit plus identique, par exemple, à celui qui s'accompagne de chorée, etc.

2° *La technique des différentes recherches n'est ni comparable ni irréprochable.*

Un point de dissemblance dans les résultats peut venir de la nature différente des milieux organiques soumis à l'étude bactériologique : les uns examinent, chez le vivant, le liquide articulaire, les autres le sang, d'autres l'urine; d'autres ne tiennent compte que des examens viscéraux d'autopsie. Il est habituel encore que la quantité de liquide examiné (le sang en particulier) soit tout à fait variable : quelques gouttes parfois, plusieurs centimètres cubes d'autres fois. Tout cela est-il bien comparable dans le détail et dans l'ensemble?

Les *examens*, et c'est là pour nous un desideratum très important, ne sont pas *faits à un même moment :* les uns portent sur des cas de début (deux ou trois premiers jours), les autres sur des cas déjà anciens (quinze jours, trois semaines, etc.). On conçoit que ce soient là des différences grosses de conséquences, en particulier en ce qui concerne la possibilité de l'infection secondaire.

Autre défaut commun à la plupart des auteurs : beaucoup parlent d'un microbe isolé par eux, et, quand on les lit, on voit qu'à côté du microbe décrit, ils ont rencontré plus ou moins fréquemment un *coccus*. Staphylocoques ou non, les cocci sont habituellement dédaignés, ce qui est un tort, puisque, dans l'ignorance où nous sommes de la nature des manifestations et des complications du rhumatisme, ces cocci peuvent tout à coup nous apparaître comme jouant le plus grand rôle dans l'évolution de la maladie.

Ainsi donc, le vice inhérent à toutes les études faites jusqu'ici, c'est d'avoir *admis* comme un *a priori* indiscuté l'identité de nature de toutes les manifestations dans le rhumatisme, d'avoir *confondu* des documents parfois disparates, recueillis séparément, et d'*avoir couru* le risque d'interpréter le tout par la partie, ou même une chose par une autre : le rhumatisme par des complications, que rien jusqu'ici n'autorise à affirmer comme spécifiquement *rhumatismales*.

Aussi imposons-nous cette règle aux recherches à venir : *ne pas confondre pour l'étude des cas cliniques dissemblables ; réunir en autant de groupes distincts qu'il sera nécessaire les formes cliniques des diverses observations.*

Connaissant les défauts de l'étude bactériologique actuelle du rhumatisme, tâchons de poser maintenant les règles strictes d'une étude de cette affection.

S'il nous était permis d'établir un schéma typique, nous l'établirions ainsi : Il s'agirait d'une première atteinte, chez un sujet jeune.

1° Dès le début de la polyarthrite fébrile (premier jour si possible, troisième jour au plus tard), on prendrait du liquide articulaire et du sang par ponction de la veine ; et l'on ensemencerait sur tous milieux ; en même temps, on pratiquerait un examen du sang sur lames.

2° A la fin du premier septénaire, alors qu'on constaterait une modification du cœur, on ferait une nouvelle ponction veineuse et de nouveaux ensemencements.

3° Si, au bout de quelques jours, l'endocardite étant bien confirmée, il survenait de la péricardite, on ferait une troisième série de cultures avec le sang ; si la péricardite était à épanchement, on la ponctionnerait pour en examiner le liquide au point de vue bactériologique.

4° S'il se déclarait quelque complication pleuropulmonaire, on prendrait, de même, du liquide pleural.

5° Si les arthrites avaient tendance à persister, on réensemencerait le liquide articulaire.

6° Enfin, le malade succombant à un moment quelconque de sa maladie, il y aurait lieu, de parti pris, de cultiver tous les milieux liquides (sang, sérosité articulaire, sérosité péricardique, liquide pleural, liquide céphalo-rachidien), et de pratiquer des coupes des valvules, du péricarde, etc.

Le jour où une série d'observations de ce genre fournirait, dans tous les cas, et pour tous les organes examinés, une forme microbienne identique, la bactériologie du rhumatisme serait définitivement connue. Alors on pourrait parler réellement « *du microbe du rhumatisme* », et on pourrait déclarer que les manifestations et complications diverses de la polyarthrite étudiée sont bien *rhumatismales*.

Il est, nous le savons, bien loin d'en être ainsi.

Une observation du type précédent est une rareté, et, habituellement, ce n'est que par le menu que tous les détails, schématiquement groupés ici, se présentent à nous.

Encore faut-il tâcher d'en tirer profit, et pour cela, il faut noter soigneusement les particularités de toute observation, pour être sûr que, dans un travail de revision et de groupement, on ne confrontera que des cas comparables.

1° On notera l'âge du sujet, ses antécédents rhumatismaux (première, deuxième, quatrième attaques), ses antécédents cardiaques (endo- ou péricardite ancienne).

2° On spécifiera le jour exact de la prise de sang, et l'état du sujet ce jour-là (rhumatisme simple, rhumatisme compliqué d'endocardite, de péricardite, de congestion pleuro-pulmonaire, etc.).

3° On groupera en des catégories bien distinctes chacune des variétés étudiées : rhumatisme simple, rhumatismes compliqués.

Et alors, avant de songer à établir une synthèse trop hâtive, on aura, par une analyse minutieuse, établi, au préalable, une variété de groupes cliniques avec ou sans sanction bactériologique, groupes qu'on pourra confronter avantageusement pour en déduire des conclusions. Voici le plan que nous suivons :

1° **Les rhumatismes étudiés sur le vivant.** — Nous aurons : 1° *Un groupe du rhumatisme simple : a)* avec prise de sang précoce, *b)* avec prise de sang plus ou moins tardive (indication exacte du jour).

2° *Un groupe du rhumatisme compliqué*, avec prises de sang à des dates bien spécifiées.

Rhumatisme compliqué. — *a)* Avec endocardite ;

b) Avec péricardite ;

c) Avec congestion pleuro-pulmonaire ;

d) Avec chorée, etc.

3° Des *groupes comprenant des cas complexes*, avec deux ou plusieurs complications : avec endo-péricardite et épanchement pleural, etc.

2° **Les faits d'autopsie**. — Les rhumatismes étudiés grâce aux investigations nécropsiques, répondant, eux aussi, à des types simples ou complexes.

N'admettant désormais pour l'étude du rhumatisme que des exposés de faits similaires, nous allons, dans la série des observations publiées par les auteurs, et dans la nôtre propre, opérer autant que possible une sélection et un classement du genre de celui que nous venons d'indiquer. Procédant du simple au composé, nous allons envisager les faits concernant successivement :

I. Le rhumatisme franc aigu *simple* (polyarthrite fébrile sans complications viscérales).

II. Le rhumatisme franc aigu accompagné de *complications* ; et nous avons alors :

a. Le rhumatisme franc aigu accompagné d'*endocardite* ;

b. Le rhumatisme accompagné de *péricardite* ; ces deux complications pouvant se réunir, et se réunissant fréquemment d'ailleurs, de telle sorte qu'on pourrait établir un sous-groupe de l'*endo-péricardite*,

c. Le rhumatisme franc aigu accompagné de manifestations *pleuro-pulmonaires* ;

d. Le rhumatisme franc aigu accompagné de *manifestations nerveuses* (chorée, rhumatisme cérébral) ;

e. Le rhumatisme avec complications pouvant se présenter séparément, ou diversement combinées entre elles, ou encore avec d'autres manifestations qu'il serait utile d'envisager aussi en détail (angines, phlébite), etc.

Pour tous ces faits, nous séparerons, ainsi que le montrent les tableaux, ce qui a été constaté sur le vivant de ce qui a été constaté à l'autopsie.

I. — RHUMATISME FRANC AIGU SIMPLE
POLYARTHRITE FÉBRILE
SANS COMPLICATIONS VISCÉRALES.

Voici le schéma clinique d'un rhumatisme vrai simple:

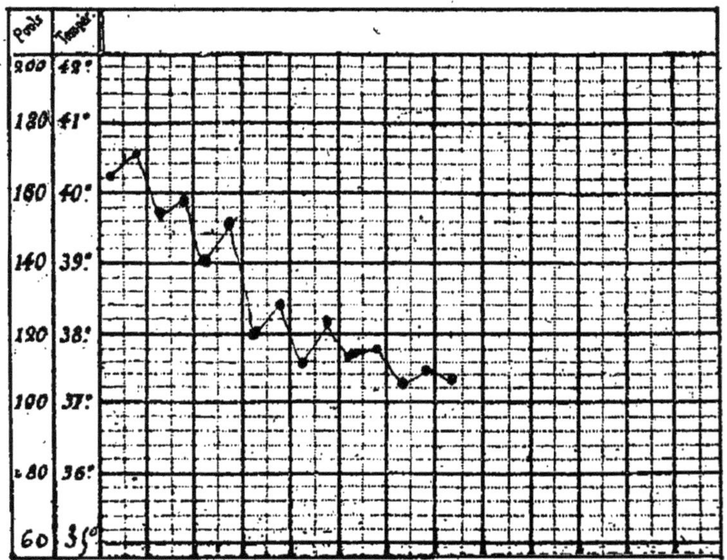

Fig. 1. — Courbe de la température dans le rhumatisme franc aigu simple.

Chez un sujet jeune (de 7 à 30 ans), au milieu de prodromes variés (accablement, fatigue, fièvre), apparaissent quelques phénomènes douloureux des jointures, qui se convertissent, parfois en 24 heures, en fluxions articulaires typiques : quatre, six grandes jointures sont prises ; la fièvre est vive

(40° fréquemment); le malade, prostré, la langue plus ou moins sèche, ou extrêmement chargée; les urines boueuses, habituellement uratiques; le corps se couvre par intermittences de sueurs profuses, d'odeur aigre, presque spécifiques; la respiration est souvent haletante, le cœur bat rapidement, ses bruits sont plus marqués (éréthisme fébrile) ou, au contraire, assourdis.

La mobilité des fluxions articulaires est, en général, de règle. La marche de l'affection, bien indiquée par la courbe thermique (fig. 1), comporte une période d'état, période d'acuité de trois à six jours; puis, *avec ou sans traitement salicylé*, se fait une détente par défervescence en lysis, jusqu'à la normale, la guérison n'étant souvent définitive qu'après une série d'oscillations descendantes légères.

A l'état aigu succède une convalescence, assez longue habituellement, caractérisée par un état d'anémie prononcée, lent à se dissiper. La guérison est d'ailleurs complète, sans qu'il reste aucun soupçon de l'attaque morbide, ni sur les jointures, ni sur aucun viscère, en particulier sur le cœur. C'est la guérison avec « restitutio ad integrum ».

Ce que nous présentons ainsi à titre de schéma, la clinique le réalise assez fréquemment, et personne, pensons-nous, ne pourra contester à cet ensemble pathologique le nom de rhumatisme franc aigu, de polyarthrite rhumatismale franche aiguë. Personne aujourd'hui n'en conteste, non plus, les allures de maladie infectieuse. C'est assurément la forme la plus *simple* de l'affection qui nous occupe, nous ne nous préoccupons pas de savoir s'il peut exister une *fièvre rhumatismale* (infection générale sans localisations, articulaires ou autres); c'est la forme clinique *pure* de l'infection rhumatismale. Il est logique, dès lors, de supposer que les recherches bactériologiques donneront, dans ces formes simples, les résultats les plus sûrs, et, s'il existe un agent pathogène spécifique de la polyarthrite rhumatismale franche et de la fièvre rhumatismale, c'est dans un cas clinique de ce genre qu'il doit se rencontrer à l'état de pureté.

Bactériologie des formes simples. — Et d'abord, c'est une constatation regrettable, mais bien évidente, que ces formes-là ont été peu étudiées, les moins étudiées assurément. Elles n'ont pas été analysées systématiquement avec les conditions rigoureuses que nous avons signalées comme indispensables. Elles sont confondues dans les exposés des auteurs avec les formes les plus compliquées, ce qui ne saurait être. Essayons donc de dégager des diverses études ce qui concerne exclusivement les formes simples.

Avant 1891, même avant 1897, année dans laquelle Achalme a publié ses recherches sur les cultures anaérobies dans le rhumatisme, suivi bientôt par Thiroloix, et plus tard, par nous-mêmes ; avant 1897, disons-nous, les examens bactériologiques des auteurs sont, à peu près, non venus, puisqu'il manque le critérium indispensable de la culture anaérobie.

Signalons toutefois pour l'étude historique, que Michælis de Berlin, que Chvostek de Vienne, que Straus de Paris, avec des méthodes de recherches que nous n'avons pas à discuter, ne sont jamais, dans une série assez considérable de cas, arrivés à un seul résultat positif.

De Saint-Germain a consigné dans sa thèse trente-trois observations, et sur ce total, il n'en est qu'un petit nombre, trois ou quatre, qui puissent servir à l'étude du rhumatisme simple telle que nous la comprenons. La première observation réunit presque tous les éléments du schéma que nous avons tracé : sujet *jeune*, 17 ans, *première* attaque dans laquelle une prise de sang est faite au *premier* jour, au cours d'une évolution fébrile à 39°. En quelques jours, il y a guérison *ad integrum*, sans qu'on n'ait jamais rien observé d'anormal au cœur. Les cultures, faites avec le sang et le liquide articulaire, sont restées stériles.

Le même auteur rapporte encore quelques observations de rhumatisme simple (au 8ᵉ, au 10ᵉ jour, ou davantage), et quelle qu'ait été l'intensité de la fièvre et des polyarthrites, quels qu'aient été les modes d'investigation employés (de Saint-Germain a fait des cultures anaérobies), les résultats des cultures ont toujours été négatifs.

Dans l'observation III de son mémoire des Annales de l'Institut Pasteur (déc. 1897), Achalme rapporte l'observation suivante, recueillie à la Pitié dans le service du Dr A. Petit : Un homme de 29 ans est atteint d'une première attaque de rhumatisme qui débute le 16 février pour guérir vers le milieu de mars. On recueille dans la veine le 3 mars, c'est-à-dire *quinze* jours après le début, 3 centimètres cubes de sang. Les cultures ont révélé un streptocoque peu virulent, mélangé au bacille d'Achalme.

L'auteur cite également une observation de Thiroloix concernant une jeune fille de 19 ans, frappée de rhumatisme le 6 septembre, et chez laquelle on fait une prise de sang le 19 septembre, c'est-à-dire au *treizième* jour de la maladie. Les cultures révèlent le bacille d'Achalme et un *coccus mal déterminé*, sans propriétés pathogènes.

Voici les résultats de nos propres observations :

Sur 19 cas comprenant des polyarthrites rhumatismales aiguës à tous les degrés, simples ou accompagnées de complications diverses (endocardite, péricardite, pleurésie, chorée, etc.), nous ne pouvons faire entrer dans le groupe du rhumatisme simple, tel que nous l'envisageons en ce moment, que quatre observations dont voici le résumé :

1re OBSERVATION (Obs. L) (1). — Il s'agit d'une fille de 18 ans, arrivée de province depuis quinze jours. Sans antécédents morbides, et surtout sans rhumatisme antérieur. Cette jeune fille est prise le 23 janvier 1898, de douleurs généralisées. Elle entre le 25 janvier avec 40° de température. La marche de

---

(1) Nos observations personnelles sont désignées par des lettres majuscules qui rappellent, par leur succession, l'ordre chronologique des faits.

l'affection est typique : la fièvre baisse d'un demi-degré par jour, et au 7ᵉ jour, la température atteint la normale. Au 15ᵉ jour, le sujet sort guéri, n'ayant présenté qu'une altération légère au premier temps.

La ponction veineuse au pli du coude a été faite le 26 janvier, au 3ᵉ jour de la fièvre. Les cultures n'ont donné aucun résultat.

2ᵉ OBSERVATION (Obs. P). — Déjà moins pure, elle concerne un homme de 34 ans, sans antécédents rhumatismaux, qui est pris de polyarthrite fébrile ; dont la température tombe à la normale au 12ᵉ jour, qui, au 13ᵉ jour, présente une petite poussée fébrile de 24 heures, et qui arrive alors à l'apyrexie et entre lentement en convalescence. Aucune complication cardiaque.

Les cultures du sang retiré par ponction de la veine au 6ᵉ jour sont restées négatives.

Les 3ᵉ et 4ᵉ observations, presque calquées l'une sur l'autre, concernant des rhumatismes subaigus, mais francs, chez des sujets jeunes, jusque-là indemnes de rhumatisme.

3ᵉ OBSERVATION (Obs. R). — Garçon boucher, 24 ans, vigoureux, entre le 18 septembre 1898 à l'hôpital Beaujon, pour une première attaque de rhumatisme qui frappe les grandes articulations sous forme de phénomènes fluxionnaires simples, qui évolue avec une température maxima de 38°8 et dont la fièvre, au milieu de réactions sudorales médiocres, atteint la normale au 6ᵉ jour. Rien au cœur, guérison en une semaine. Les cultures, faites avec 18 c. c. de sang retiré au 3ᵉ jour de la fièvre, restent stériles.

4ᵉ OBSERVATION (Obs. R'). — Elle porte sur un garçon de 18 ans et demi, qui, l'année précédente, aurait eu du rhumatisme ; actuellement, 21 septembre 1898, il est malade depuis 4 à 5 jours, et présente un rhumatisme des grandes jointures, avec fluxion plus marquée du genou droit, mais avec réactions viscérales minimes. La température, de 38°5 à l'entrée, tombe en quatre jours à 37°. La guérison est complète au bout de huit jours. On n'a rien observé au cœur.

Une ponction de 16 c.c. de sang dans la veine, au 5ᵉ jour de la fièvre, ne donne lieu à aucune culture positive.

On ne meurt pas de rhumatisme *simple* : aussi n'est-ce que par examen des milieux vivants que la bactériologie des formes simples a pu être étudiée (1), et, pour la majorité de ces examens, le résultat est négatif.

Deux observations paraissent faire exception : Achalme et Thiroloix ont, chacun dans un cas, retrouvé le gros bacille qu'ils considèrent comme spécifique; nous nous contentons de signaler que les recherches ont été tardives (examens du sang au 15ᵉ et au 13ᵉ jour) ; et nous relevons aussi cette particularité qu'ils ont constaté, à côté du germe susdit la présence de cocci non déterminés. Ces faits sont isolés et demandent confirmation aussi.

Jusqu'à nouvel ordre, la conclusion qu'on peut tirer de ce premier chapitre de recherches, c'est que « les polyarthrites fébriles qui constituent le rhumatisme aigu, franc, simple, non compliqué, ont bien les allures de manifestations infectieuses; le cycle fébrile a bien les caractères d'une fièvre d'infection ; mais l'agent pathogène de ces désordres échappe encore à nos moyens actuels d'investigation bactériologique. »

(1) Les recherches bactériologiques, faites, le plus souvent, avant l'administration du salicylate de soude, ont compris : les cultures du liquide articulaire, parfois, celles du sang, dans tous les cas; et nous nous empressons de dire que le liquide articulaire dans aucun cas, simple ou compliqué, ne nous a jamais fourni de résultats positifs.

Examen bactériologique du sang — Rhumatisme simple

AUTEURS	TYPE DU RHUMATISME	AGE DU SUJET	1re OU 2e ATTAQUE	DATE DE LA PRISE DE SANG	
MICHAELIS (de Berlin).	....	....	....	....	RÉSULTATS NÉGATIFS
CHVOSTEK (de Vienne).. .... 17 cas	....	....	....	....	
STRAUS (Paris)........	....	....	....	....	
DE SAINT-GERMAIN .... 4 cas	Un cas bien franc, sans complications. Trois autres cas moins typiques.	17 ans	1re	1er jour	
TRIBOULET – COYON .... 4 cas	1. Rhumatisme fébrile typique.	18 ans	1re	3e jour	
	2. Rhumatisme à involution trainante.	34 ans	1re	6e jour	
	3. } Rhumatisme subaigu.	24 ans	1re	3e jour	
	4. }	18 ans 1.2	2e	5e jour	
ACHALME (obs. III)....	Rhumatisme à évolution lente.	23 ans	1re	15e jour	RÉSULTATS POSITIFS *Streptocoque*. Peu virulent. Mélangé au *bacille d'Achalme.*
THIROLOIX (obs. IV)....		19 ans		13e jour	*Bacille d'Achalme* et *coccus* mal déterminé. Sans propriétés pathogènes?

II. — ÉTUDE BACTÉRIOLOGIQUE DES FORMES DE POLYARTHRITES RHUMATISMALES COMPLIQUÉES.

Ainsi que nous l'avons constaté, tant par les statistiques des auteurs que par notre statistique personnelle, la majorité des observations comporte l'addition au rhumatisme (polyarthrite, fièvre) de quelque désordre organique surajouté.

Par ordre de fréquence, c'est d'abord l'endocardite, la péricardite, la pleurésie, plus rarement la congestion pulmonaire ; moins fréquente, exceptionnelle même chez l'adulte, la chorée ; enfin parfois, comme complication foudroyante, le rhumatisme cérébral.

Nous nous contentons de ces manifestations ; les autres : phlébite, dermo-cellulite, etc., n'ayant rien à voir probablement dans la question. L'angine demanderait une étude à part pour laquelle nous n'avons pu recueillir de documents.

1. — RHUMATISME COMPLIQUÉ D'ENDOCARDITE.

Cliniquement, l'endocardite apparaît à la période d'état du rhumatisme, pendant le *premier* ou le *second* septénaire de la maladie. Elle se développe insidieusement au cours de l'état fébrile accompagnant les arthropathies, mais, les manifestations articulaires sont-elles calmées, la fièvre est-elle déjà tombée, qu'elle se rallume au moment où se manifeste l'endocardite. Voilà ce que nous enseignent les traités classiques, et les observations courantes se conforment plus ou moins à ces données générales.

Nous n'avons pas, d'ailleurs, à insister, n'ayant pas à faire ici l'histoire clinique de l'endocardite rhumatismale ; ce que nous voulons signaler, c'est, au point de vue de la comparaison des recherches microbiennes, dans les différents cas, la nécessité de préciser le *début exact* de l'endocardite, la date *exacte* de la *prise de sang*, conditions indispensables qui font défaut dans la plupart des observations. On peut, comme l'indique notre premier tableau synoptique, séparer, pour les étudier, les faits d'autopsie des observations sur le vivant.

Faits d'autopsie. — Il n'y a plus aucun compte à tenir des recherches de Klebs qui promettaient pourtant beaucoup ; puisque, suivant cet auteur (1), 19 fois sur 19 cas d'endocardite cliniquement rhumatismale, on aurait trouvé, à l'autopsie, des « monadines » bien distinctes des microcoques qui, eux, appartiennent à des endocardites infectieuses non rhumatismales. Malheureusement aucun observateur n'a contrôlé ces détails si pleins de promesses.

Weichselbaum, qui a étudié deux cas d'endocardite au point de vue microbien, n'a pu déceler de microbes dans les tissus de l'endocardite simple, végétante ou verruqueuse. Il est vrai, dit G. Lion, que les deux malades dont il s'agit sont morts après la disparition des phénomènes aigus du rhumatisme. « Il est probable, ajoute notre collègue, que si l'on avait occasion d'autopsier un individu mort en pleine période fébrile, on obtiendrait des résultats positifs. »

Sahli, dans une observation d'endo-péricardite que nous retrouverons au sujet de la péricardite, a signalé dans les végétations de l'endocarde un staphylocoque doré.

Viennent ensuite, par ordre chronologique, les constatations de Leyden (2), qui sont résumées dans un

_____

(1) *Berlin. klin. Woch.*, n° 5, p. 108, 4 fév. 1895.
(2) Leyden : Soc. de méd. int. de Berlin, 2 juil. 1894 et *Semaine médicale*, 1894, p. 323.

compte-rendu de la *Semaine médicale*. En raison de son importance, nous reproduisons ce passage *in extenso* :

« Pendant l'automne et l'hiver derniers, nous avons vu beaucoup de cas de rhumatisme articulaire aigu qui se sont compliqués d'endocardite et de péricardite et dont plusieurs se sont terminés par la mort.

« 1° Le premier des cas mortels concernait un ouvrier âgé de vingt ans, qui fut atteint d'une insuffisance des valvules cardiaques à la suite d'un rhumatisme articulaire. Sur les végétations endocarditiques nous vîmes de petits microcoques, disposés sous forme de diplocoques que nous n'avons pu cultiver, mais différant notablement des diplocoques de la pneumonie. Cette constatation me semble importante, parce qu'elle prouve que nous n'avions pas affaire à la forme maligne de l'endocardite, puisqu'il n'y avait pas de streptocoques.

« 2° Dans un second cas, celui d'une servante âgée de dix-huit ans, nous trouvâmes les mêmes petits diplocoques à l'intérieur des vaisseaux. Cette jeune fille était affectée en même temps de chorée.

« 3° Le troisième fait, concernant un ouvrier de vingt ans, est semblable au premier : endocardite ulcéreuse, impossibilité de faire des cultures, ce qui ne manque pas d'intérêt (car les cultures des strepto et staphylocoques réussissent facilement); mêmes petits diplocoques, ayant une forme très caractéristique sous le microscope.

« 4° Le dernier fait ressemble aux autres, mais c'est lui qui nous a donné le plus grand nombre de résultats positifs. Il s'agissait d'un boucher, âgé de trente-trois ans, atteint d'endocardite rhumatismale avec insuffisance aortique. Il eut plusieurs frissons et succomba au bout de peu de temps. L'autopsie nous révéla l'existence d'une endocardite verruqueuse et polypeuse avec insuffisance des valvules aortiques. Cette fois, nous réussîmes à cultiver le petit diplocoque dont j'ai parlé. Cette culture fut faite sur du liquide ascitique humain.

« Je crois qu'il faut regarder ce diplocoque comme un microorganisme spécifique de l'endocardite rhumatismale. Nous l'avons trouvé cinq fois dans des cas d'endocardite rhumatismale qui n'appartenaient pas à la forme maligne ; ces cas étaient seulement un peu plus graves que ceux qui s'observent habituellement dans le rhumatisme articulaire aigu. »

Antérieurement, 25 juil. 1891, à la Soc. de Biologie, postérieurement, à la même Société, 13 mars 1897, Achalme présente deux observations personnelles, aux données histologiques et bactériologiques précises, observations que nous retrouverons plus loin. Contentons-nous pour l'instant de signaler la présence de lésions valvulaires mitrales et aortiques (épaississement et dépôt fibrineux sur lesquelles l'auteur a constaté la présence à un degré de confluence extrême d'un gros bacille qu'il considère comme spécifique). Les cultures du sang du cœur ont d'ailleurs été positives et ont donné la même forme microbienne.

Nous relaterons plus en détail, à propos de la péricardite, une observation d'endopéricardite due à Macaigne, observation dans laquelle les coupes d'une végétation de la valvule mitrale n'ont décélé la présence d'aucun microbe, alors qu'il s'agissait cependant d'une infection à streptocoque du péricarde.

Sur 19 observations personnelles, nous n'avons pu recueillir aucun fait typique de rhumatisme compliqué d'endocardite pure aiguë, avec autopsie.

Nous trouvons bien un cas d'autopsie, mais il est relatif à des faits cliniques complexes (Obs. A) : Rhumatisme compliqué de chorée et d'endopéricardite, ayant entraîné la mort. Un fragment de valvule a permis d'obtenir en culture, ainsi que le sang, du bacille d'Achalme, et un diplococcus.

Notre collègue Thiercelin nous a remis l'observation d'autopsie d'un rhumatisant atteint de lésions cardiaques multiples, chez lequel les cultures du sang du cœur ont révélé la présence d'un diplococcus que nous étudierons dans un chapitre prochain.

Signalons l'observation d'un cas d'endocardite subaiguë, recueillie cliniquement dans le service du Pr Combemale, avec résultats bactériologiques dus à M. Carrière et rapportée par M. Bertin. La description histologique donnée dans cet article rappelle les détails fournis par Achalme sur l'endocardite rhumatismale. Comme les articulations n'ont jamais été atteintes, ce serait donc, ajoute l'auteur, une endocardite rhumatismale primitive. Bactériologiquement, il a obtenu une culture typique dans le lait anaérobie.

« Le microbe se présente *toujours associé en diplocoques*, rarement par groupes de quatre. » Une réflexion naturelle nous sera permise ici : M. Bertin parle d'un *diplocoque* : il n'est peut-être pas précisément exact de l'appeler, ainsi qu'il l'a fait, *bacille d'Achalme*. A défaut de renseignements bactériologiques suffisamment précis, nous savons, du moins, que, dans un cas d'endocardite d'allures rhumatismales, on a trouvé *in situ* un *diplocoque*.

F. Harbitz (1) a étudié *six* endocardites rhumatismales aiguës qui se sont terminées par la mort, quatre à dix semaines après leur début. Dans tous ces cas, on a trouvé sur les bords des valvules une rangée de végétations composées de thrombus hyalins avec tissu conjonctif proliféré à leur base. Nulle part il n'y avait d'exsudats diphtéroïdes, ni d'ulcérations. *L'examen microscopique et les cultures aérobies et anaérobies ont donné des résultats négatifs.*

Observations sur le vivant. — Quelques observateurs, en petit nombre, ont eu l'occasion, au cours de rhumatismes aigus compliqués d'endocardite, de prendre du sang par ponction de la veine au moment de la période fébrile ; voici les quelques résultats obtenus :

(1) F. HARBITZ. Recherches sur l'endocardite (*Deutsche med. Woch.*, 1899, n° 8, p. 121. Résumé in *Presse méd.*, 24 juin 1899, n° 50, p. 304.

Thiroloix (1), dans le service du Pr Jaccoud, à l'hôpital de la Pitié, a recueilli ces deux observations :

1° Egoutier, 34 ans, arthrites multiples successives, et troubles cardiaques consistant en irrégularités avec syncope, sans endocardite. Le sang fut pris le 2° jour de l'entrée (la température étant à 39°8) et cultivé en anaérobie dans 3 tubes de bouillon. Un seul des tubes donna, le 5e jour, une culture type de bacille d'Achalme.

2° Domestique, 22 ans, entrant pour une polyarthrite fébrile. Le sang, prélevé alors que toutes les articulations des membres étaient douloureuses, la mitrale intéressée, la température à 40°, donna sur tous les milieux ensemencés ce même microorganisme. Ces deux malades ont quitté le service guéris.

Dans notre série d'observations *personnelles*, nous trouvons celle (Obs. B) d'un jeune garçon de 13 ans 1/2, entré dans le service de M. le Dr Variot, à l'hôpital Trousseau, le 11 octobre 1897, pour une chorée de moyenne intensité. Au cours de cette chorée apparaît, du 1er au 12 déc., une poussée fébrile oscillant entre 37°5 et 38°4, et accompagnée de légères fluxions articulaires des poignets et des coudes. On remarque une modification des bruits du cœur, un assourdissement du premier bruit ; cet état de choses persiste jusqu'à la sortie de l'hôpital. Au moment de la poussée fébrile, on pratique une prise de sang dans la veine, au pli du coude, et les cultures anaérobies révèlent la présence d'un diplococcus que nous avons signalé à plusieurs reprises déjà dans quelques-unes des observations d'autopsie précédentes.

Nous ajouterons une observation d'Apert (2), concernant l'étude d'un cas de chorée chez une jeune femme ayant eu antérieurement du rhumatisme, et présentant de l'endocardite.

---

(1) Thiroloix. *Soc. de Biol.*, 13 mars 1897.
(2) Apert. *Soc. de Biol.*, 29 janv. 1898.

Bactériologie de l'Endocardite dans le Rhumatisme

AUTEURS	AGE DU SUJET	HISTOIRE CLINIQUE	TROUBLES ET LÉSIONS ASSOCIÉS	RÉSULTATS	
Sahli.............	....	....	Péricardite.	*Staphylocoque doré non viru-lent* (dans le sang).	CAS D'AUTOPSIE — RÉSULTATS POSITIFS
Leyden..........	Homme. 20 ans	Rhumatisme. — Insuffisance mitrale.	....	*Diplococci* (qu'on ne peut cultiver).	
—	Fille ... 18 ans	....	Chorée.	*Diplococci.*	
—	Homme. 20 ans	....	....	*Diplococci* (qu'on ne peut cultiver).	
—	Homme. 33 ans	Endocardite verruqueuse. — Insuffi-sance aortique.	....	*Diplococcus* (cultivé sur li-quide d'ascite).	
Achalme..........	Homme. 29 ans	Rhumatisme au 2ᵉ jour; mort très ra-pide par rhumatisme cérébral. — En-docardite.	Péricardite. Rhumatis. cérébral.	*Bac. Achalme* in situ et en cultures du sang.	
—	Femme. 36 ans	Meurt de rhumatisme. — Valvule mi-trale épaissie.	Péricardite.	*Bac. Achalme*	
Triboulet-Coyon.	Fille ... 8 ans	Rhumatisme. — Chorée. — Endo-pé-ricardite.	Péricard. et pleurésie.	*Bac. Achalme. — Diplococcus ovalaire* (dans le sang)	
Carrière et Ber-tin.	....	Sans antéc. de rhum. Endoc. subaiguë déclarée histologiq. rhumatismale.	....	*Diplococcus.*	
Thiercelin * (voy. étude sur le vivant)	....	....	....	A l'autopsie. — Infection *diplo-coccique* généralisée	
Triboulet-Coyon.	Garçon . 13 1/2	Chorée. — Poussée rhumatismale su-baiguë. Troubles cardiaques (affaiblis-sement du 1ᵉʳ temps).	Chorée.	*Diplococcus ovalaire.*	SUR LE VIVANT (culture du sang)
Apert.............	Femme. 20 ans	Endocardite mitro-aortique.	Chorée.	*Diplococcus ovalaire et sta-phylocoque.*	
Thieroblin *......	Homme. 35 ans	Ancien rhumatisant. — Rhumatisme ré-cent. — Endocardite mitro-aortique.	Péricardite légère.	*Diplococcus ovalaire* (prise de sang à la veine 5 c. c.)	
Weichselbaum....	....	Dans *deux* cas d'autopsie.	....	RÉSULTATS NÉGATIFS	
Harbitz..........	....	Dans *six* cas d'autopsie.	....		
Dr Saint-Germain.	....	Dans divers examens de sang sur le vivant.	....		

« Jeune femme, 20 ans, entrée à l'Hôtel-Dieu, service du P⁰ Dieulafoy, pour une chorée assez intense. La malade avait été, dans son enfance, choréique et rhumatisante. Elle portait au cœur un souffle d'insuffisance aortique et un souffle d'insuffisance mitrale. L'ensemencement sur lait en anaérobie a donné une coagulation en 40 heures. Dans le liquide et dans le caillot, l'examen microscopique a révélé l'existence, à l'état pur, d'un *diplocoque* à grains *ovoïdes*, sans capsule, prenant le Gram. Les caractères étudiés jusqu'ici rapprochent complètement ce diplocoque du microbe trouvé par MM. Triboulet et Coyon dans des cas de rhumatisme articulaire aigu, et de chorée avec attaches rhumatismales. »

Nous rappelons que, tout récemment, avril 1899, Thiercelin a pu trouver dans le sang pris à la veine, 48 heures avant la mort, ce même diplocoque, chez un rhumatisant qui mourut avec des lésions endocardiaques, et chez qui, à l'autopsie, le même germe fut retrouvé dans les parenchymes et dans les liquides organiques (observation inédite).

A titre de documents d'attente, nous signalons deux observations recueillies par M. Lippmann, interne à l'hôpital Tenon, qui a eu l'extrême obligeance de nous les communiquer. Ces observations concernent des rhumatismes fébriles avec endocardite, au cours desquels l'examen bactériologique du sang pris à la veine, dans un cas au 16ᵉ jour, a fourni des résultats positifs. Lippmann a isolé un diplocoque que sa morphologie rapproche du diplocoque étudié par nous; il reste à en établir l'identité par les caractères de culture.

2. — RHUMATISME COMPLIQUÉ DE PÉRICARDITE.

Nous séparons complètement pour la description théorique la péricardite de l'endocardite, mais nous rappelons aussitôt que l'endocardite, plus fréquente, est associée à la péricardite dans presque la moitié des cas : enfin la péricardite s'observe encore assez souvent isolément.

Il semble qu'ici, en raison de la superficialité du désordre et de la possibilité de ponctionner les cas à épanchement, ou même ceux à exsudat fibrineux des formes sèches, les recherches bactériologiques ont dû être plus nombreuses et plus fructueuses; là aussi nous avons la même pénurie de détails chez le vivant.

Par contre, les recherches d'autopsie nous apportent un nombre sérieux de documents.

Dans une observation, publiée par l'un de nous, de rhumatisme avec chorée, dans lequel la mort est survenue par poussée de péricardite nouvelle sur fond de péricardite ancienne, la sérosité articulaire, obtenue par ponction, a donné lieu à deux ensemencements stériles; à l'autopsie, la sérosité péricardique permit de voir, par ensemencement, sur bouillon et sur gélose, des colonies de staphylocoque blanc, de staphylocoque doré. Les cultures (moelle, bulbe, liquide céphalo-rachidien), faites au point de vue de la chorée, restèrent stériles. Enfin, le sang du cœur et celui de la veine cave donnèrent lieu à deux ensemencements positifs à développement de staphylocoque blanc.

Sahli (1), dans un rhumatisme articulaire aigu compliqué de péricardite et d'endocardite, a trouvé dans les couches profondes du péricarde, dans les végétations de l'endocarde, et dans le sang, un staphylocoque doré. L'auteur ne sait pas, d'ailleurs, s'il doit assimiler le germe trouvé au vrai staphylocoque doré, parce que l'injection des cultures au lapin est restée négative.

L'observation xxxi de la thèse de de Saint-Germain nous montre une symphyse péricardique ancienne, avec des villosités dues à la phlegmasie récente, sur lesquelles on ne put déceler la présence d'agents microbiens.

Macaigne et Ballet (2) rapportent l'observation sui-

(1) Sahli. *Corresp. blatt f. Schweizer Ærzte*, n° 1, p. 22, 1er janvier 1892.
(2) Macaigne et V. Ballet. Un cas de Péric. à streptoc., *Méd. mod.*, 16 décembre 1896, p. 769.

vante de péricardite rhumastismale : il s'agit d'une enfant de 8 ans qui, au cinquième jour d'un rhumatisme articulaire banal, fut prise d'une endopéricardite rapidement mortelle. L'examen bactériologique du sang du cœur et de la sérosité péricardique, pratiqué 24 heures après la mort, permit de constater la présence du streptocoque, qui, inoculé aux animaux, s'est montré dénué de virulence. L'enfant n'est pas morte de septicémie, mais bien de sa péricardite qui était généralisée, plastique, non suppurée, et qui, cliniquement, avait revêtu le type syncopal. « La péricardite aiguë étant une affection essentiellement microbienne, il paraît indiscutable que, dans le cas rapporté ici, le streptocoque ait été l'agent de la lésion dans laquelle on l'a trouvé. Car il ne peut être admis que sa présence soit le fait d'une migration cadavérique ; le streptocoque n'a pas l'habitude des envahissements *post mortem.* »

Achalme, dans les deux observations que nous avons signalées, a pu faire l'examen complet de deux péricardites chez des rhumatisants.

Dans le 1er cas, homme de 29 ans, mort de *rhumatisme cérébral*, en deux jours, avec évolution hyperpyrétique 40°5 : « A l'ouverture de la cavité péricardique distendue, il s'écoula près d'un litre d'une sérosité sanguinolente avec laquelle on fit des ensemencements sur bouillon de bœuf, — en culture anaérobie. — La sérosité (*sanguinolente*) a, comme le sang, donné lieu à une culture intensive du bacille d'Achalme. »

Dans le 2e cas, une femme de 36 ans meurt le 7 novembre 1896, après 19 jours de maladie, d'un rhumatisme *adynamique*. A l'autopsie, on trouve 500 grammes d'un liquide de *teinte hémorragique* dans le péricarde. Le liquide renfermait le bacille d'Achalme.

Pour en terminer avec les observations nécropsiques, voici une observation personnelle dans laquelle, parmi des symptômes nombreux, évolue une péricardite.

OBSERVATION A. — Fille de 8 ans, entrée le 6 novembre 1897, à l'hôpital Trousseau, dans le service du Dr Variot, suppléé par l'un de nous. L'enfant a eu, il y a 2 mois, un accès de *rhumatisme aigu* avec complication cardiaque ; il y a 8 jours une *chorée* de moyenne intensité s'est déclarée — enfin depuis 2 à 3 jours, il y a de la dyspnée et de la dysphagie. Le médecin reconnaît une *pleurésie* et fait entrer l'enfant à l'hôpital. A l'examen clinique, on constate : des mouvements choréiques, de la dyspnée qui s'explique par une pleurésie gauche, par l'existence de points phréniques qui font penser à la péricardite, par un gros souffle diastolique caractéristique d'une *insuffisance aortique*, diagnostic que confirme le pouls de Corrigan le plus accentué, le tout avec fièvre à 39°. Les jours suivants, la péricardite est reconnue à des frottements non douteux. La malade succombe le 14 novembre au cours d'une crise de dyspnée avec œdème pulmonaire aigu.

Protocole de l'autopsie (40 *heures après la mort*), saison froide.

Thorax. — A l'ouverture du thorax, on trouve 200 à 300 grammes de liquide jaune citrin dans la plèvre droite.

Dans la cavité gauche, quelques adhérences pleurales récentes, faciles à déchirer, situées au voisinage du diaphragme. Les poumons sont œdémateux au niveau des languettes pulmonaires, antérieures surtout. Pas d'embolie, pas d'infarctus.

Cœur. — Le péricarde pariétal est en grande partie soudé au cœur. Il y a une véritable symphyse cardiaque récente, nette surtout dans le voisinage de la pointe. Ses adhérences sont molles, fibrineuses, faciles à déchirer. La cavité péricardique renferme une petite quantité de liquide citrin. Le cœur est très gros, recouvert d'un abondant exsudat fibrineux.

Cavités cardiaques. — Ventricule gauche, rempli par des caillots noirâtres, faciles à détacher. Le long de la paroi interne, on aperçoit un long caillot fibrineux, blanchâtre, se prolongeant dans la direction de l'aorte et légèrement adhérent à la paroi.

Valvule mitrale. — Sur la face auriculaire des deux valves de la mitrale, près de leur bord libre, on constate une couronne de petites végétations rougeâtres, grosses comme des grains de mil.

Pas d'induration des valves : pas d'augmentation de calibre à l'orifice.

Orifice aortique. — Notablement élargi. Par l'épreuve de l'eau, on constate une insuffisance très marquée. Les valvules présentent, sur leur face ventriculaire, quelques végétations très ténues, analogues à celles de la mitrale. Les valvules, sans être adhérentes, ne peuvent pourtant pas se rejoindre, de manière à fermer hermétiquement l'orifice au moment de la diastole ventriculaire.

Cavités droites. — Quelques caillots cruoriques et c'est tout : reins, foie, rate très congestionnés. Pas d'infarctus.

A la série assez imposante des renseignements bactériologiques *post mortem*, nous ne pouvons qu'opposer que peu de détails concernant l'étude microbiologique de la péricardite rhumatismale sur le vivant.

En premier lieu, nous constatons ce desideratum inconcevable malgré l'innocuité de la ponction du péricarde : il n'y a pas, à notre connaissance, de détails bactériologiques relatifs à un liquide de péricardite rhumatismale, retiré sur le vivant.

L'étude du sang de sujets rhumatisants atteints de péricardite a été poursuivie dans divers cas : de Saint-Germain n'a eu que des résultats négatifs. Voici deux constatations positives qui appartiennent à deux de nos observations personnelles. (Obs. D.) Chez une jeune fille de 19 ans, ayant eu un rhumatisme deux ans auparavant, survient, le 6 décembre 1897, un rhumatisme avec fièvre, au cours duquel on note, au quatrième jour de la maladie, l'apparition de frottements précordiaux pendant plus d'une semaine. Le 10 décembre, on fait une

Bactériologie de la Péricardite dans le Rhumatisme

AUTEURS	AGE DU SUJET	HISTOIRE CLINIQUE	DATE D'APPARITION	ÉVOLUTION	COMPLICATIONS	EXAMEN DU LIQUIDE	COUPES DES MEMBRANES	SANG	
Triboulet 1891	Enfant.. 8 ans	Rhumatisme grave.	....	La péricardite a causé la mort.	Chorée. — Endocardite.	Staphyl.doré	....	....	RÉSULTATS POSITIFS — AUTOPSIE
Sahli 1891....	..*..........	....	....	....	....	....	Staph. doré	Staphyl. doré. sans virulence	
Macaigne-Ballet 1896.....	Enfant.. 8 ans	Rhumatisme moyen.	5ᵉ jour	....	....	....	....	....	
Achalme 1891..	Homme. 29 ans	Rhumatisme	2ᵉ jour	Évol. foudroyante	Endoc. Rh. cérébral.	B. Achalme.	B. Achalme	Bac. Achalme.	
Achalme 1897.	Femme. 36 ans	....	....	Mort.	Endocardite	B. Achalme.	....	Bac. Achalme.	
Triboulet-Coyon 1897 (Obs. I).....	Fille.... 8 ans	Rhumatisme et chorée.	3ᵉ semaine	Fibro-plastique progressive. Mort	Chorée. Endocardite.		....	Bac. Achalme. Diplococcus ovalaire.	
Triboulet-Coyon 1897..	Femme. 19 ans	Rh. antér. il y a 2 ans.	4ᵉ jour	Fugace (une semaine.	....	....	....	Staphylocoque. blanc.	RÉSULTATS POSITIFS — VIVANT
—	Homme. 34 ans	Rh. infecté grave.	30ᵉ jour	Tenace (frottem. persistants).	Congestion pleuro-pulm.	....	....	Bac. Achalme. Diplococcus oval. Staphylocoque.	
Thiercelin 1899	Observation rapportée à propos de l'endocardite..........							Diplococcus.	
De Saint-Germain 1892 : Obs. IV....	....	....	2ᵉ jour	Frottements persistants.	....	Examen persistant du liquide articulaire.			RÉS. NÉGATIFS — TOUS CHEZ LE VIVANT
Obs. VII....	....	....	3ᵉ semaine	....	....	Examens négatifs. Liquide articulaire. Sang de la rate.			
Obs. XX....	....	Rhumatisme il y a 5 ans.	11ᵉ jour	....	Endocard. et pleurésie.	Examen négatif du liquide pleural.			
Triboulet-Decloux (Obs. T)	Homme. 30 ans	Rhumatisme il y a 2 ans.	7ᵉ jour de la 2ᵉ att.	(Frott. persistants) rythme altéré.	Congestion pleuro-pulm.	Examen du sang (négatif).			

On ne possède pas un seul renseignement sur l'étude bactériologique du liquide péricardique chez le vivant.

Il n'y a pas d'autopsie de péricardite bactériologiquement négative.

prise de sang dans la veine, et les cultures ont décélé la présence d'un *staphylocoque blanc*. La malade a d'ailleurs fort bien guéri de son rhumatisme, et de sa légère poussée de péricardite.

Le second cas (Obs. E) présente un fait de rhumatisme très grave et surchargé de complications multiples. Un homme de 34 ans est frappé au début de novembre 1897 d'un rhumatisme articulaire aigu généralisé, à tendances si lentes à la résolution, que, le 29 novembre, le sujet entre à l'hôpital Lariboisière dans le service de M. le Dr Landrieux, avec un rhumatisme subaigu (38°5), et on voit apparaître successivement chez lui une péricardite (qui a été ponctionnée malheureusement avant que nous ayons vu le malade), puis des phénomènes pleuro-pulmonaires intenses. Enfin, les affections articulaires évoluent en plusieurs semaines vers le type du rhumatisme chronique à déformations digitales.

Le sang de ce sujet a donné en cultures le bacille d'Achalme, le diplococcus que nous avons déjà signalé, et du staphylocoque blanc.

Avec notre collègue Decloux, dans le service de M. Duguet, l'un de nous a observé une attaque (Obs. T) de rhumatisme franc suraigu (40°5), compliquée d'une poussée de péricardite chez un homme déjà frappé deux ans auparavant par le rhumatisme : le résultat des cultures du sang fut négatif.

Telle est l'énumération des détails bactériologiques, concernant le rhumatisme compliqué de péricardite.

3. — RHUMATISME AVEC COMPLICATIONS PLEURO-PULMONAIRES.

Sans avoir à discuter ici s'il existe, ou non, des pleurésies rhumatismales, en dehors du rhumatisme, il est avéré cliniquement que le rhumatisme articulaire aigu présente parfois, au cours de son évolution, des complications pleuro-pulmonaires, habituellement fugaces, ce qui tend à les faire considére comme nettement rhumatismales. Il était indiqué de rechercher s'il existe pour ce genre de complications une sanction bactériologique.

Dans la thèse de de Saint-Germain, l'observation xiv signale l'existence d'une pleurésie double : le résultat des cultures est négatif.

Dans l'observation xx, de même, le liquide pleural ne fournit aucune culture.

A la Société de Biologie, octobre 1897, Thiroloix rapporte l'observation d'un cas de rhumatisme avec pleurésie : « le 7 et le 17 août, au moment des paroxysmes fébriles, nous avons puisé du sang dans la veine, ponctionné les cavités pleurales ; le sang (6 c. c.), et le liquide pleural (40 c. c.) de chaque cavité ont été distribués dans des tubes de bouillon et de lait (aérobies et anaérobies). Les tubes aérobies sont demeurés stériles. — Le bacille obtenu... etc. »

Il s'agit du bacille d'Achalme, d'après la description, mais sans qu'on puisse savoir — par ce texte — si le bacille a été trouvé dans le sang, ou dans le liquide pleural.

Dans deux de nos observations personnelles, il est question de pleurésie.

La première, dans notre cas d'autopsie (Obs. A), a donné des résultats de culture négatifs. La deuxième (Obs. E), observée sur le vivant, a évolué chez un rhumatisant gravement atteint, dont les cultures du sang ont révélé l'existence d'une polyinfection microbienne (bacille d'Achalme — diplococcus — et staphylocoque). Le liquide pleural a fourni en cultures du staphylocoque. Ce microbe était facile à déceler sur des préparations directes au niveau des réseaux enchevêtrés de fibrine.

Cette constatation du staphylocoque dans le liquide pleural de notre sujet, seul cas positif de la courte série que nous venons de passer en revue, est de minime intérêt ; mais cette même observation nous a fourni, par contre, des détails bactériologiques de réelle importance touchant une pneumopathie concomitante. On sait que les complications thoraciques du rhumatisme sont parfois, non seulement pleurales, mais aussi pleuro-pulmonaires, et le type habituel c'est la congestion pulmonaire, congestion avec œdème. Chez notre sujet, l'œdème pulmonaire fut assez prononcé pour donner lieu, pendant deux jours, à une expectoration albumineuse typique. Or cette expectoration nous permit d'obtenir des cultures de bacille d'Achalme et des cultures de diplococcus.

Nous croyions être en présence d'un fait unique de ce genre. Toutefois, dans son mémoire des *Annales de l'Institut Pasteur*, Achalme signale un fait d'autopsie dans lequel, la culture du sang n'ayant rien donné, il a pu déceler son bacille au niveau d'un bloc pulmonaire hépatisé.

4. — RHUMATISME COMPLIQUÉ DE CHORÉE.

Nous n'avons pas à discuter ici s'il y a, ou non, quelques liens entre le rhumatisme et la chorée; pour nous, la chorée relève le plus souvent de l'infection, et, quand elle évolue au voisinage du rhumatisme, elle fait partie des complications nerveuses possibles, comme l'endocardite fait partie des complications circulatoires.

Trois cas de chorée avec attaches rhumatismales nous ont fourni deux résultats positifs (Obs. B, Obs. N); dans ces deux cas, nous avons isolé un diplococcus.

Nous tenons à rappeler qu'Apert, dans les mêmes conditions d'une chorée dite rhumatismale, a retrouvé par culture anaérobie dans le lait un diplococcus analogue au nôtre (car nous l'avons cultivé), mais accompagné de staphylocoque. Il est remarquable aussi qu'une des observations de Leyden, citée à propos de l'endocardite (2e Obs.), et dans laquelle l'auteur a trouvé un diplocoque dans le sang, soit, elle aussi, relative à un cas de chorée.

Enfin, une chorée avec complication mortelle

d'endopéricardite (Obs. A) et d'épanchements pleuraux, au cours d'un rhumatisme traînant depuis quelques semaines, nous a donné, à l'autopsie, des cultures de bacille d'Achalme avec le sang du cœur, la sérosité péricardique, et aussi avec un segment de moelle. Mais, dans ces mêmes cultures, nous avons pu reconnaître encore l'existence du diplococcus rencontré dans les deux cas précédents.

5. — RHUMATISME COMPLIQUÉ DE RHUMATISME CÉRÉBRAL.

Cette complication, terrifiante par la soudaineté de ses manifestations et de sa marche, rentre si bien dans les allures du rhumatisme qu'on pourrait supposer que, comme elle en est, pour ainsi dire, l'expression clinique maximum, elle va en fournir l'expression bactériologique typique. Il n'en est rien.

Dans la 1re observation d'Achalme, alors que le sang était si riche en bacilles d'Achalme, le liquide céphalo-rachidien était stérile.

Dans une observation personnelle, datant de 1891, l'un de nous, chez un enfant mort de rhumatisme cérébral au cours d'une chorée, obtint trois résultats négatifs avec le liquide céphalo-rachidien, avec un fragment de bulbe et de moelle lombaire ensemencés en aérobie.

A la Société Médicale des hôpitaux, Souques et Castaigne ont rapporté l'observation d'un rhumatisme cérébral, et voici l'exposé de leurs recherches (1).

« Les recherches bactériologiques auxquelles nous
« nous sommes livrés ont porté sur le liquide
« céphalo-rachidien recueilli pendant la vie et aus-
« sitôt après la mort; sur le sang de la veine du pli
« du coude recueilli pendant la vie, sur le sang du

____

(1) Souques et Castaigne, *Société médicale des hôpitaux*, 9 juin 1899 p. 574.

« cœur et sur du liquide retiré des hémisphères cé-
« rébraux par trépanation faite quelques heures
« après la mort.

« Nous avons fait des cultures sur milieux aérobies
« et anaérobies ; dans ces dernières, nous avons
« suivi scrupuleusement toutes les indications d'A-
« chalme. Nos cultures ont été négatives, de même
« qu'avait été infructueuse la recherche directe des
« microbes dans les exsudats. Ajoutons que, de
« plus, nous n'avons pu constater aucune aug-
« mentation de toxicité du liquide céphalo-rachi-
« dien. »

Dans une observation récente due à Pic et Le-
sieur (1), il s'agit d'une femme de 36 ans qui, sous
l'influence combinée du froid humide et du surmenage, fut prise de frissons, de courbature, et de douleurs diffuses avec empâtement des jointures, état qui
laisse quelques jours le diagnostic hésitant entre rhumatisme et polynévrite infectieuse aiguë. Le 9 mars,
le rhumatisme franchement déclaré s'accompagne,
sous l'influence de l'ingestion d'antipyrine, d'un
exanthème purpurique. Puis, brusquement, la température monte à 40° pendant deux jours, puis à 40°7,
avec délire, agitation, suppression des sensations douloureuses, etc. On porte le diagnostic de rhumatisme
cérébral, et, en conséquence, on établit la médication
par les bains froids. Le 30, c'est-à-dire après 25 jours
de maladie, la malade sort guérie.

Le 14 mars, on a pris, par ponction de la veine, 5 cc.
de sang qu'on répartit dans deux tubes de lait
aérobies, et dans deux tubes anaérobies. Ces derniers
donnent, au troisième jour, une coagulation aréolaire,
et le microscope révèle à l'état de pureté, dans ce
lait, l'existence de longs bacilles, assez minces, peu
mobiles, prenant le Gram. Les auteurs ont étudié les
caractères biologiques de ce bacille, et, à quelques
différences légères près, ils ont reconnu des analogies allant pour eux jusqu'à l'identité avec le ba-

(1) *Journal de Physiologie et de Pathologie générale* du
15 septembre 1899.

cille d'Achalme, ce qui confirme encore l'expérimentation.

En note de la page 1009 du même journal (1), nous
lisons que l'un des auteurs, ayant eu occasion de
faire des recherches semblables dans un cas de rhumatisme cérébral typique du service de Courmont,
les ensemencements du sang sont restés négatifs.

Ainsi donc les recherches des auteurs, les nôtres
ont conduit à constater, soit dans le sang des
rhumatisants, en pleine attaque de rhumatisme
aigu franc, soit dans le sang des rhumatisants en
cours de complications vers l'endocarde, vers le
péricarde, vers le système pleuro-pulmonaire, ou
vers le système nerveux, la présence de microorganismes variés ; ces mêmes microorganismes ont
pu être retrouvés bien que plus rarement, soit sur
l'endocarde, soit dans le péricarde, soit dans la
plèvre et dans les centres nerveux. Leur mode
d'apparition chez les malades, avant, pendant ou
après la complication, nous conduira à discuter leur
valeur pathogène, et leur rôle présumé dans
la fièvre rhumatismale, avec polyarthrites, ainsi
que dans les complications. Pour l'instant, nous
devons étudier leur morphologie, leurs affinités biologiques, leurs caractères de cultures; il nous res-
tera enfin à établir leur valeur pathogène par l'expérimentation.

Mais, au préalable, nous voulons exposer rapidement quelques détails de la technique que nous
avons suivie dans la prise du sang, pour son examen
direct, et pour son ensemencement.

(1) *Journal de Physiologie et de Pathologie générale.*

III. — TECHNIQUE DE LA PRISE POUR L'EXAMEN ET POUR L'ENSEMENCEMENT DU SANG.

Rares sont les infections dans lesquelles l'agent pathogène se rencontre fréquemment dans le sang. Admettant la notion de propagation par voie sanguine, il faut reconnaître que les microorganismes charriés par le torrent circulatoire, qui les entraîne rapidement, se trouvent dans des conditions physiques de développement peu favorables. Ils ont plutôt tendance à s'arrêter en des points d'élection, produisant des lésions, infectant l'organisme par les poisons qu'ils sécrètent. Cependant la vitesse du courant sanguin peut en entraîner, mais en petit nombre, d'où la nécessité de prélever une certaine quantité de sang, lorsque l'on veut obtenir l'agent nocif et le cultiver. Les prises de sang doivent présenter les garanties d'asepsie nécessaire pour être à l'abri de toute suspicion.

Deux méthodes se trouvent en présence :

1° La piqûre du doigt qui, suffisante pour l'examen histologique ou pour le séro-diagnostic, doit être rejetée dans les recherches bactériologiques. La difficulté de recueillir une certaine quantité de sang, sans faire une incision trop étendue, la facilité avec laquelle il diffuse sur l'épiderme environnant, l'exposition à l'air, tout cela multiplie les chances d'infection.

2° Il est donc préférable de recourir à la ponction intra-veineuse, procédé de choix, qui, outre la réalisation d'une asepsie parfaite, permet de prélever 15 à 20 centimètres cubes de sang. De nombreuses objections se sont élevées contre ce procédé : la dif-

ficulté de le faire accepter par le malade, d'une part;
d'autre part, les accidents, mais ils sont facilement
évités avec quelques précautions, et nous n'en avons
.jamais observés; enfin, la douleur occasionnée par la
piqûre est insignifiante.

Nous ne parlerons pas des procédés qui consistent
à recueillir le sang, soit par ponction de la rate (ce
qui n'a pas son indication ici), soit à l'aide de ven-
touses scarifiées.

Voici la technique que nous avons suivie, technique dont les préparatifs indispensables effraient
parfois le malade, car ils exigent autant de précautions que s'il s'agissait d'une opération sérieuse.

Nous nous sommes servis d'une seringue en verre
facilement démontable, d'une contenance de vingt
centimètres cubes. — Cette seringue, munie d'ai-
guilles en platine iridié, était placée dans un tube
de verre contenant de l'eau, fermé par un bouchon
d'ouate.—Le tout est stérilisé à l'autoclave une demi-
heure à 120 degrés.

Après avoir fait au préalable la compression au
milieu du bras comme dans la saignée si la veine est
peu apparente, le pli du coude est brossé soigneusement à l'eau et au savon, lavé à l'éther, ensuite à
l'alcool. Puis, sur le trajet de la veine, dans une
étendue de quatre à cinq centimètres, on projette
un jet de chlorure d'éthyle, jusqu'à ce que la peau
soit recouverte d'une légère couche de givre indi-
quant l'anesthésie, et l'on passe sur deux ou trois
centimètres de longueur le gros couteau du thermo-
cautère pour détruire l'épiderme. Malgré la présence
de chlorure d'éthyle, on peut approcher le thermo-
cautère sans crainte d'enflammer, à condition toutefois qu'il n'y ait pas à proximité d'ouate ou de com-
presses imbibées de chlorure.

C'est à travers cette brûlure légère que l'on
pique la veine; l'aiguille, dont la pointe est dirigée
vers la paume de la main, est enfoncée presque
horizontalement, afin de ne pas perforer la veine.
Pour éviter cet accident, il est indispensable que le

bras soit tendu complètement, le pli du coude bombant légèrement. Le sang est alors aspiré lentement. La seringue remplie, l'aiguille est retirée et le sang réparti dans les milieux de culture. Une compresse humide est appliquée sur la plaie et le pansement est retiré au quatrième jour.

Nous croyons, en opérant ainsi, nous mettre à l'abri de tout reproche, certains auteurs ayant été jusqu'à incriminer la contamination du sang par des germes contenus dans les culs-de-sac glandulaires et dans les couches superficielles du derme. Pour contrôler nos prises de sang, nous avons plusieurs fois ensemencé des milieux aérobies et anaérobies à l'aide d'un fil de platine, avec lequel nous avions gralté l'épiderme environnant immédiatement la brûlure et même l'épiderme situé dans un rayon plus éloigné, mais ayant été soigneusement lavé et brossé, nos milieux sont toujours restés stériles.

Le sang retiré, on ensemence au lit du malade les différents milieux apportés, les tubes inclinés sont débouchés, flambés, et le sang y est projeté en évitant de toucher les parois.

Dès le début de nos travaux, recherchant de parti pris le bacille d'Achalme, nous avons ensemencé dans les milieux indiqués par cet auteur comme les plus favorables au développement de son microbe, c'est-à-dire dans des tubes de lait, contenant un peu de carbonate de chaux, dans des tubes de bouillon de cheval lactosé glycériné. Comme ce microorganisme est anaérobie, nous avons adopté le dispositif suivant : les milieux étaient contenus dans des tubes longs épais, fermés par un bouchon d'ouate. Au laboratoire, l'extrémité du tube ensemencé était à nouveau fortement flambée, le bouchon d'ouate enfoncé légèrement, puis le tube refroidi, nous le fermions à l'aide d'un bouchon de caoutchouc percé en son centre d'un orifice livrant passage à un petit tube de verre de 15 centimètres de long. Le bouchon était luté soigneusement au tube à l'aide de la cire golaz. L'extrémité libre de la pipette était reliée par un tube de caoutchouc à une pompe à faire le vide, munie d'un manomètre.

Le vide était considéré comme terminé lorsque le manomètre indiquait une pression de 76 centimètres de mercure, et lorsque le liquide n'entrait plus en ébullition après agitation. Le tube de verre était alors étranglé et étiré en son milieu et l'on obtenait ainsi une fermeture hermétique. Il faut cependant avoir soin d'éviter lorsque l'on fait le vide complet, que le dégagement du gaz ne fasse projeter le liquide contre le bouchon : aussi est-il préférable de faire le vide lentement et même de faire tremper l'extrémité inférieure du tube de culture dans un récipient d'eau froide, on évite ainsi une ébullition trop rapide et trop mouvementée. Quoique anaérobie, le bacille, d'Achalme n'est pas un anaérobie strict, aussi peut-on se contenter de la culture à l'aide de ce procédé, sans être obligé de recourir au vide parfait à l'aide de passages successifs d'hydrogène destiné à entraîner les dernières traces d'oxygène contenus dans le tube.

Lors de la prise du sang, nous avons toujours, à l'aide des derniers centimètres cubes contenus dans la seringue, fait plusieurs préparations sur lames, destinées à rechercher directement dans le sang, la présence des microorganismes. Une goutte de sang déposée sur la lame était étendue en couche mince et uniforme à l'aide d'une lame rodée et séchée rapidement.

Le sang était fixé au sublimé et coloré, soit au bleu de Lœffler, soit au bleu polychrome de Unna ; c'est à ces deux colorants que nous accordons la préférence, car ils ne chargent pas la lame comme coloration, les globules rouges apparaissent en vert pâle, les noyaux des globules blancs se montrent nettement colorés, et entre les globules, sur un fond très légèrement coloré en vert, les microorganismes se détachent en bleu foncé presque noir. Il faut avoir la précaution de préparer 15 à 20 lames de sang, ne prendre que les mieux préparées, pour obtenir des lames d'une netteté absolue, et il est en outre nécessaire de parcourir souvent plusieurs lames, avant de rencontrer des microorganismes.

Ce que nous avons appris par les cultures nous laisse prévoir combien variables peuvent être les résultats de cet examen direct du sang. — Dans le

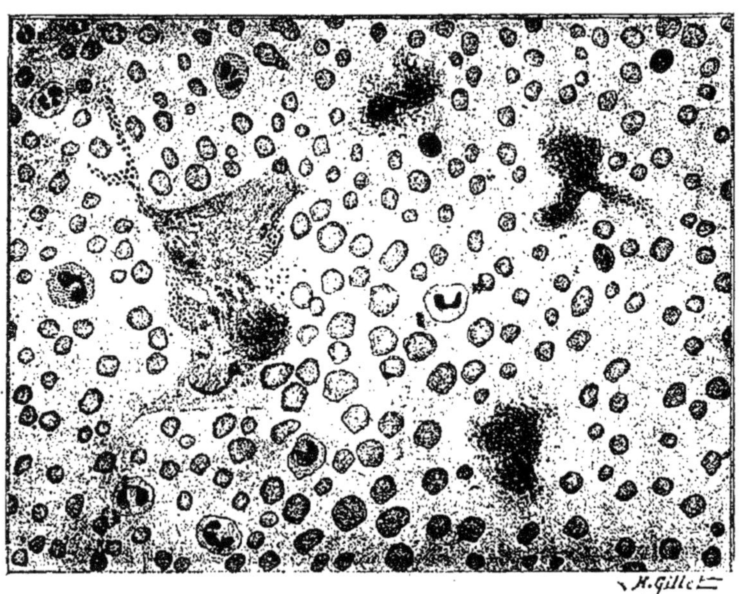

Fig. 2. — Examen du sang d'un rhumatisant.

rhumatisme simple, nous n'avons pu découvrir aucune forme microbienne; mais dès qu'il s'est agi de rhumatisme avec complications, il nous est arrivé fréquemment de rencontrer quelques éléments microbiens, cocci indéterminés, diplocoque, ou staphylocoque. — Nous soumettons ici une figure d'après une de nos préparations (fig. 2). Il s'agissait d'un rhumatisme grave, compliqué (Obs. E), dans lequel l'infection s'est traduite par la réunion dans le sang de *trois* formes microbiennes distinctes, que la culture a pu isoler. — Sans pouvoir affirmer, comme nous le croyions d'abord, qu'on peut se faire dans tous les cas, par examen microscopique du sang, une idée de l'intensité de l'infection rhumatismale par le nombre des éléments microbiens rencontrés, il n'en reste pas moins la possibilité d'une constatation directe de l'infection, tout au moins de l'infection secondaire, dans le rhumatisme.

IV. — ÉTUDE DES DIFFÉRENTS MICROORGANISMES.

1. — ÉTUDE DU BACILLE D'ACHALME.

Au mois de juillet 1891, Achalme décrivait à la Société de Biologie les caractères d'un gros bacille anaérobie, rappelant par sa forme le bacillus anthracis, et rencontré par lui dans le sang du cœur et dans la sérosité péricardique d'un malade âgé de 29 ans, mort de rhumatisme cérébral, au cours d'une seconde attaque de rhumatisme.

Le bacille se retrouvait même au niveau de la couche fibrineuse qui recouvrait le tissu fibreux des valves aortiques et mitrales qui avaient été, ainsi que le myocarde, touchées au cours de cette deuxième poussée. Les bacilles existaient en abondance au-dessous de la séreuse où ils formaient un amas volumineux, principalement autour des vaisseaux. Achalme terminait ainsi : « Dans une question aussi controversée que celle du rhumatisme articulaire aigu, il serait imprudent de vouloir tirer des conclusions générales d'un fait malheureusement unique. Néanmoins, nous pouvons affirmer, croyons-nous, que notre bacille a bien été l'agent pathogène. Nul doute en effet qu'il ne se soit développé dans le cœur pendant la vie, les localisations cardiaques (endocardite valvulaire, péricardite et myocardite) étant dues à son développement dans ce viscère. — Quant au rhumatisme cérébral, il était probablement le résultat d'une intoxication par les produits solubles de ce microorganisme. »

En 1896, chez un second malade, femme de 36 ans, morte au cours d'une première attaque de rhumatisme avec lésions cardiaques manifestes, Achalme retrouve son bacille.

En février 1897, il constate sa présence chez le vivant dans le sang d'un rhumatisant de 29 ans, malade qui guérit rapidement. Dans ce cas, il le trouve associé à des cultures d'un streptocoque peu virulent.

Thiroloix, reprenant ces recherches, publiait la même année cinq observations de rhumatisants, chez lesquels il aurait retrouvé le bacille dans le sang chez le vivant.

Savchenko, de Kazan, dans six cas de rhumatisme, aurait trouvé : dans quatre rhumatismes non compliqués le bacille d'Achalme. Dans un cas compliqué d'endocardite, les cultures seraient restées stériles, et dans un autre rhumatisme avec endocardite, il a rencontré le bacille d'Achalme, accompagné de streptocoques (1).

Melkich (2) donne une statistique de vingt-six cas, dans lesquels il s'agit de toutes les variétés de pseudo-rhumatisme et aussi de rhumatisme; il a rencontré presque chaque fois le bacille d'Achalme, soit seul, soit dans les rhumatismes avec complications accompagné de staphylocoques et de streptocoques. Nous signalons cette statistique sous toutes réserves, tant ses données s'éloignent de tout ce que les autres auteurs nous font connaître du rhumatisme.

Enfin Achalme donne, dans les *Annales de l'Institut Pasteur* de 1897, un mémoire dans lequel il décrit les caractères morphologiques et biologiques de son bacille.

« Anaérobie, ce bacille se présente sous forme d'un gros bâtonnet analogue au bacillus anthracis, mais plus volumineux. Dans les cultures, sa largeur reste à peu près la même, sa longueur au contraire est variable. Très court dans les milieux où il trouve

----

(1) *Arch. russes de pathol.*, mai 1898.
(2) *Arch. russes de pathol.*, sept. 1899.

des substances hydrocarbonées, il est plus long dans les milieux liquides ordinaires, comme le bouillon simple, il devient presque filamenteux dans le sérum, dans l'urine humaine.

Mobile seulement dans les cultures jeunes, provenant de microbes ayant passé par l'animal, il présente des mouvements lents. Les formes longues, composées de bacilles bout à bout et formant des angles assez prononcés, progressent en tournant à la manière d'un pas de vis.

Se colorant facilement par les couleurs d'aniline, il prend le Gram. Sur des lamelles de sérosité, il apparaît entouré d'un halo clair par la coloration au moyen du violet de gentiane aniliné, ce que l'on n'obtient pas avec les autres colorants. De tous les colorants, le meilleur est le bleu de méthylène en solution faiblement alcaline ; c'est à cette méthode qu'il faut donner la préférence pour les recherches dans le sang et dans les tissus. La solution iodo-iodurée le colore en jaune brun, jamais en bleu. Les vieilles cultures donnent des colorations très inégales.

La sporulation est difficile à obtenir dans les milieux habituels. Il faut ensemencer dans de la sérosité pathologique recueillie au point d'inoculation chez les animaux tués par ce bacille. La sérosité est mise en pipettes bien pleines et scellées à chaque extrémité. Au bout de deux ou trois jours de séjour à l'étuve, on note la présence d'une spore terminale, caractérisée par l'augmentation de volume et la réfringence d'une des extrémités ; vers le quatrième jour, le bacille a disparu et la spore devient libre, ovoïde, très volumineuse et très réfringente, presque impossible à colorer, elle résiste à une ébullition de trois minutes.

La température optima est de 30 à 38°. Au-dessous de 25 degrés, on obtient difficilement des cultures ; au-dessus de 40 degrés, les cultures sont moins abondantes, elles cessent à 43 degrés.

En bouillon simple alcalin, ce bacille donne des cultures, qui, dès la douzième heure, manifestent leur développement par la formation de bulles gazeuses, dès qu'on agite le tube. — Le bouillon se trouble uniformément avec productions d'ondes soyeuses. Enfin, après deux ou trois jours, il se produit au fond du tube un dépôt homogène blanchâtre légèrement glaireux.

Le bouillon de cheval donne les meilleures cultures surtout après l'adjonction de sucre.

Les cultures du bacille répandent une odeur variable comme nature et comme intensité. Il semble donner naissance à des acides volatils par fermentation de substances ternaires, et à des corps de la série odorante des amines, en se développant aux dépens des solutions azotées.

Les milieux solides ne peuvent être d'un emploi courant. Ensemencé largement sur gélose en surface à l'abri de l'air, il ne donne lieu qu'à une couche à peine sensible, et ne végète abondamment que dans le liquide de condensation. En piqûre, il donne une culture blanchâtre, quelquefois disloquée par des bulles gazeuses dans la profondeur.

Sur sérum solidifié, les résultats sont analogues à ceux obtenus sur gélose.

Sur pomme de terre, il ne donne lieu à aucun développement appréciable à l'œil nu.

Ensemencé dans la gélatine à 22 degrés, il pousse lentement et irrégulièrement. La gélatine est liquéfiée au bout de deux à trois semaines, tout en conservant presque complètement sa limpidité.

Ce bacille ne pousse pas dans les solutions pures d'albumine, de peptone, de caséine alcalinisée.

Le lait constitue un excellent milieu. Après 12 à 15 heures de séjour à l'étuve, le lait se coagule en masse. Le coagulum est irrégulier, creusé d'alvéoles, dues à la production de bulles gazeuses. Il se forme en effet un dégagement considérable de gaz, parfois suffisant pour déterminer l'éclatement du tube.

Porté sur un milieu obtenu par la stérilisation à l'autoclave d'une partie de sérum sanguin et de deux parties d'eau distillée, il le coagule.

L'urine stérilisée donne des cultures intéressantes. Il se produit en effet une précipitation des urates. Les sels précipités forment une couche homogène résistante, adhérente au verre.

Ce bacille fait fermenter la saccharose sans l'intervertir; il liquéfie l'empois d'amidon, sans le transformer en sucre réducteur.

L'acidité produite par ce microbe est rapide et proportionnelle à la quantité de corps hydrocarbonés dans le milieu. Elle tue assez rapidement le microbe dont la vitalité peut être prolongée par l'adjonction de craie. Cette acidité est due en proportions presque égales à la présence d'un acide fixe : acide lactique, et d'acides volatils : mélange d'acides acétique, butyrique et propionique. Il faut noter en outre la production de gaz hydrogène et acide carbonique et la production de produits odorants, sauf sur les milieux glycérinés.

Inoculations. — Le cobaye est l'animal de choix, en raison de la rapidité et de la constance des effets produits. Il meurt en 15 à 36 heures, suivant la quantité inoculée et la virulence de la culture. Par inoculation à la cuisse, on obtient la formation d'une poche de sérosité rougeâtre, se prolongeant plus ou moins loin par le décollement des muscles superficiellement nécrosés. Le tissu cellulaire sous-cutané est infiltré de sérosité sanguinolente et gélatiniforme. Le cœur est rempli de caillots noirâtres ne contenant que peu de bacilles. Le péricarde est souvent distendu par un liquide séreux transparent.

L'inoculation près de la paroi thoracique provoque parfois un épanchement pleural sanguinolent. En faisant l'injection dans le médiastin, la mort est très rapide ; le péricarde est alors rempli de fausses membranes, et le myocarde ramolli.

L'inoculation produit les effets généraux suivants : vasodilatation des capillaires artériels, obstruction microbienne ou thrombosique des origines lymphatiques, chimiotaxie négative à l'égard des leucocytes. Il résulte de cette lésion élémentaire dans le tissu cellulaire un œdème à sérosité abondante, quelquefois teintée en rouge par les hématies diapèdèsées, ne contenant que peu de leucocytes et s'accompagnant d'une nécrose musculaire plus ou moins profonde. Cet œdème peut être infiltré et gélatiniforme ou s'accompagner de décollement formant des poches contenant 10 à 15 c.c. de sérosité louche. »

Telle est la description que nous donne Achalme de son bacille.

Reprenant l'étude de ce microorganisme que nous avions rencontré dans deux cas, nous avons pu constater les caractères morphologiques que lui attribue cet auteur. Mais ce fut surtout vers le côté expérimental que nos recherches furent dirigées; nous espérions arriver à reproduire chez l'animal quelques-unes des manifestations du rhumatisme en variant le mode d'inoculation et en essayant sur différentes espèces animales. La virulence extrême du bacille d'Achalme, surtout pour le cobaye, dont la mort peut arriver en douze heures, nous frappa et même, au début de nos expériences, dans un cas d'inoculation à la cuisse chez le lapin, la mort fut si rapide que nous pensâmes être en présence d'une variété de vibrion septique. L'animal, porté à l'Institut Pasteur, fut soumis à l'examen de M. le Dr Roux qui rejeta l'idée d'un vibrion septique.

Avant d'entrer dans l'étude résumée de nos expériences, nous tenons à dire qu'au début de nos recherches, le bacille d'Achalme était associé au diplococcus ovalaire avec lequel nous l'avions retiré du sang. Ce n'est qu'au bout de quelque temps que notre attention ayant été attirée sur le diplococcus, nous séparâmes ces deux espèces à l'aide de plaques de Pétri mises dans une étuve où l'on pouvait faire le vide. Les cultures pures de bacille d'Achalme tuent l'animal aussi rapidement, et l'association du diplococcus ne nous semble jouer aucun rôle particulier.

Injecté en cultures pures à l'animal, nous avons toujours, à l'autopsie, retrouvé ce bacille seul dans la sérosité. Cependant, d'après Achalme, ce bacille s'associe facilement à d'autres microbes et semble favoriser leur pénétration ; on le retrouve, dit-il, souvent associé à des cocci, même avant la mort, chez le cobaye.

Nous avons inoculé dix cobayes en leur injectant de un demi à un centimètre cube de culture. Dans tous les cas, les cobayes sont morts dans un laps de temps variable de 20 à 30 heures. Lorsque l'injection était faite avec un quart à un demi-centimètre cube de sérosité recueillie sur un animal venant de succomber, la mort arrivait au bout de 10 à 20 heures. Ces inoculations furent d'abord faites à la cuisse, et en pleine masse musculaire. A l'autopsie, on ne notait ni odeur, ni présence de bulles gazeuses, mais un œdème énorme dissociant les masses musculaires, gagnant le tissu cellulaire sous-cutané, remontant sur le flanc, parfois jusqu'à l'aisselle du même côté, parfois gagnant le flanc du côté opposé. OEdème séro-sanguinolent, avec sérosité abondante au point d'inoculation, mais *œdème fibrineux*. Nous n'avons jamais observé de myosite déliquescente ou de nécrose musculaire. Du côté des organes, nous trouvions parfois de la congestion pulmonaire et rénale, le tractus digestif semblait parésié ; l'estomac était distendu ; la vessie presque toujours pleine, le péritoine enfin renfermait souvent un peu de sérosité péritonéale. Les bacilles se retrouvaient en grande abondance dans la sérosité qui, comme le signale Achalme, ne renferme que peu de leucocytes.

La nocivité de cet agent pour le cobaye ne laisse pas, on le voit, le temps nécessaire pour qu'une lésion organique puisse s'installer ; toutefois, nous avons essayé des inoculations à l'aide de cultures diluées dans la plèvre. Dans deux cas où nous avons injecté un demi-centimètre cube et un centimètre cube d'une dilution obtenue en mélangeant dix gouttes de culture dans dix centimètres cubes d'eau, la mort est survenue rapidement en 24 et 36 heures. Dans le cas où l'injection avait été de un centimètre cube, il existait un léger épanchement contenant le bacille en cultures pures et une hémorragie pulmonaire.

Chez le lapin, la mort, moins foudroyante que chez le cobaye, arrive néanmoins rapidement. L'inoculation dans la cuisse de un demi-centimètre cube de sérosité provenant d'un cobaye amène la mort en 30 à 40 heures, alors que les inoculations à l'aide de liquide de culture la déterminent en 48 heures.

Nous avons, chez le lapin, essayé diverses inoculations : dans le sang, dans la plèvre, même dans le canal céphalo-rachidien, et toujours la mort est survenue assez rapidement. Dans une expérience, un lapin reçut dans la plèvre droite un quart de centimètre cube d'une culture sur lait de 24 heures. Inoculé le 25 novembre, l'animal meurt le 5 décembre. L'aspect général était normal, mais on constatait un amaigrissement extrême. L'autopsie montra les reins gros, le droit légèrement congestionné, le foie volumineux ; à l'ouverture du thorax, de larges adhérences rétro-sternales, à droite un magma fibrineux cloisonné, occupant toute la cavité pleurale avec peu de liquide, le poumon était repoussé en haut, comprimé, englobé dans une masse énorme de fibrine.

Malgré les diverses méthodes employées, malgré l'essai sur différents animaux, nous n'avons pu obtenir de lésions rappelant celles du rhumatisme.

De l'habitat de cet agent, du mode d'infection, de la voie suivie par l'infection, nous ne connaissons rien de précis. Il importe de nous demander si nous sommes bien en présence de l'agent spécifique du rhumatisme articulaire.

La constatation relativement rare du bacille ne serait pas suffisante par elle-même pour nier toute action spécifique ; en effet, l'un des arguments le plus important de cette spécificité serait la constatation de ce microbe dans les valvules des malades ayant présenté des lésions endocardiques au cours de leur rhumatisme Ce qui fait que sa constatation est relativement rare, c'est que, nous dit Achalme, on n'étudie

trop souvent que des lésions déjà avancées : à la
phase proliférative et surtout à la phase de cicatrisa-
tion, le bacille peut disparaître des coupes alors qu'à
la phase œdémateuse on le rencontrerait à coup
sûr. D'ailleurs il cite un cas où le microbe ayant
disparu des coupes d'endocardite ancienne, on le
retrouvait en d'autres points de l'organisme. Il
semble donc, d'après Achalme, que ce bacille soit toujours et dans tous les cas l'agent pathogène du *seul
vrai* rhumatisme admis par cet auteur, celui où il y a
endocardite. Nous avons dit ce que cette façon de
comprendre le rhumatisme avait d'exclusif et d'artificiel ; d'ailleurs d'autres auteurs ont pratiqué des
coupes d'endocardite récente sans rencontrer ce
bacille. Quant à reconnaître l'endocardite rhumatismale à des caractères histologiques, quasi spécifiques, tels que ceux qu'on a voulu lui assigner,
c'est encore une manière de voir qui demande à
être confirmée : il n'existe pas de criterium histologique d'une maladie infectieuse, et l'endocardite du
rhumatisme ne fait pas exception.

Certains auteurs ont cru voir dans la présence du
bacille d'Achalme une infection *post mortem*. Nous
ne pouvons souscrire à cette opinion, car nous l'avons
personnellement rencontré une fois sur le vivant. En
outre, la situation de ce microbe au centre des coupes
de valvules montre qu'il a dû être englobé pendant
la vie. Enfin Achalme l'a recherché en vain sur une
longue série d'autopsies en dehors du rhumatisme.

Quel peut donc être le rôle de ce bacille ? Pouvons-nous, malgré des données encore insuffisantes,
le considérer comme l'agent spécifique du rhumatisme ? Nous ne le pensons pas. Dans ce que nous
avons observé personnellement, il s'agissait, d'une
part, chez le vivant, d'un rhumatisme très grave,
dans lequel l'infection apparaissait même comme
multiple. Chez ce malade porteur de lésions pulmonaires congestives, nous avons pu retrouver ce
bacille dans les crachats ; d'autre part, nous avons
retrouvé le bacille dans un cas d'autopsie. Enfin

beaucoup des observations signalées concernent des rhumatismes cliniquement graves.

Si nous tenons compte de l'expérimentation, nous voyons qu'il s'agit là d'un agent pathogène de la plus haute virulence, ce qui ne s'accorde guère avec ce que nous savons de la bénignité fréquente de la fièvre rhumatismale. En conséquence, de ces deux ordres de considération (existence seulement dans

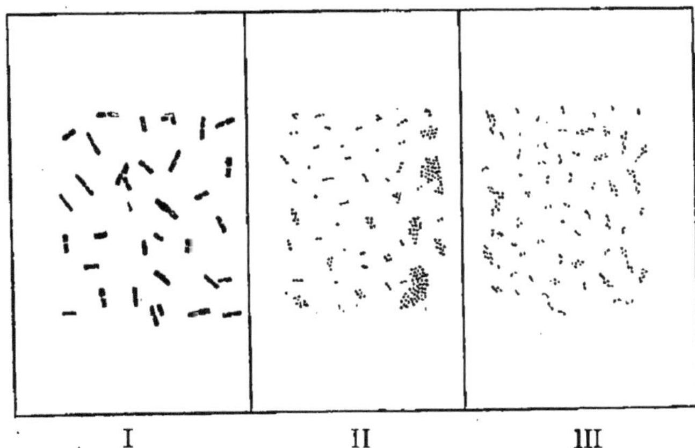

Fig. 3. — Différentes espèces microbiennes, trouvées dans le rhumatisme. — I. Bacille d'Achalme; II. Staphylocoque; III. Diplocoque.

les faits cliniques graves, virulence extrême), nou sommes conduits à envisager ce germe comme un agent d'infection secondaire, dont la rareté dans les constatations bactériologiques courantes est bien en rapport avec la rareté des faits de haute gravité dans le rhumatisme. Que ce bacille, comme tant d'autres microbes, puisse faire des endocardites; la chose paraît incontestable, il reste à prouver en quoi cette endocardite est spécifiquement rhumatismale.

Nous aurons à rechercher plus loin quelle peut être la provenance du bacille en question, et nous verrons les arguments qui nous portent à voir en lui un agent d'infection secondaire du rhumatisme.

Quant au microorganisme rencontré par Riva et

décrit par lui (1), est-il à comparer avec le bacille d'Achalme ? L'auteur fait toutes sortes de réserves sur la valeur de ce microbe étudié par lui. De même le microbe signalé par Lucatello (2) ne semble pas devoir être identifié avec le bacille d'Achalme.

2. — ÉTUDE D'UN DIPLOCOCCUS DANS LE RHUMATISME

Les communications d'Achalme avaient attiré l'attention sur la possibilité de constater chez des rhumatisants, soit pendant la vie, dans le sang pris à la veine ; soit après la mort, dans le sang, dans le liquide céphalo-rachidien, dans certains épanchements séreux (péricardite) et sur l'endocarde, la présence d'un gros bacille dont l'étude vient d'être faite au chapitre précédent.

Les constatations des auteurs avaient porté sur les diverses formes de rhumatisme avec complications ; il restait à retrouver le germe spécial dans un cas de chorée. Le hasard des circonstances nous servit remarquablement, et en octobre 1897, nous avons publié l'observation d'autopsie déjà signalée au cours de ce travail (Obs. A). Forts de ces précédents, nous avons soumis plusieurs cas de rhumatisme au même contrôle bactériologique par culture du sang pris à la veine chez le vivant. Or, dans trois cas consécutifs, nous n'avons pas rencontré le bacille d'Achalme ; mais une fois un coccus, et deux fois un diplococcus. Nous nous sommes demandé alors si, dans le premier cas, où la culture avait révélé *post mortem* le bacille d'Achalme, le diplococcus ne se retrouverait pas, et nous avons pu l'isoler de nos cultures qui le contenaient, sans que nous nous en fussions aperçus, uniquement préoccupés d'abord de l'étude du gros bacille anaérobie, dont le développement exagéré masquait aisément le développement plus faible du diplococcus.

(1) *Centralblatt für innere Medicin* de 1897.
(2) *C. r. Sem. méd.* 1892, p. 452.

Dès lors, dans la suite, nous avons toujours dirigé notre attention sur l'existence possible du bacille, du diplococcus, et d'autres variétés microbiennes encore, que telle ou telle culture pourrait nous révéler.

Ceci posé, rapportons les faits d'observation ainsi qu'ils se sont présentés à nous.

OBSERVATION A. — Autopsie d'une fillette de huit ans, morte de rhumatisme avec complications endo-péricardique et pleuro-pulmonaire au cours d'une chorée.

On s'est servi, pour les ensemencements, du liquide pleural, de la sérosité péricardique, du sang de la veine cave inférieure d'un fragment de valvule mitrale, et d'un segment de moelle lombaire. Les ensemencements ont été faits sur bouillon et sur lait stérilisé, et les cultures ont été, les unes aérobies, les autres anaérobies. Le liquide pleural n'a fourni aucune culture; le liquide péricardique a fourni, en culture anaérobie, des colonies assez nombreuses d'un coccus? Le sang de la veine cave, le fragment de valvule, et le segment de moelle ont donné — seulement en culture anaérobie, sur lait stérilisé, les résultats typiques (*Voyez étude du bac. d'Achalme*).

OBSERVATION B. — Notre deuxième observation concerne un jeune choréique, à qui nous prîmes du sang au cours d'une poussée de rhumatisme fébrile, toujours en vue de rechercher le bacille d'Achalme. Les cultures furent faites sur lait et sur bouillon anaérobie le 1er décembre 1897. Le 3 décembre, rien n'a encore poussé; le 5 décembre, on soupçonne quelque modification dans le lait ensemencé; le 6 décembre, le lait est coagulé, et le caillot, ouvragé d'alvéoles, nage dans un sérum clair. Nous réensemençons le 7 sur lait et sur bouillon anaérobie. La culture se fait beaucoup plus rapidement, et l'on obtient la coagulation du lait en 36 heures. L'examen ne révèle la présence d'aucune forme bacillaire type Achalme, mais l'existence de diplococcus, et en bouillon, de formes doubles entremêlées de chaînettes (strepto-diplococcus) à éléments associés deux par deux et représentés par des formes oblongues, vraiment cocco-bacillaires.

OBSERVATION C. — Cependant, nous avions recueilli chez un rhumatisant, dans le service du D' A. Robin, à l'hôpital de la Pitié, du sang qui fut ensemencé de la même façon : bouillon et lait anaérobie, le 3 décembre 1897. Le 6 décembre, rien ; le 7 décembre, rien ; le 10, non plus. Or, le 16, ayant débouché pour l'examiner, de parti pris, un des tubes de bouillon, nous y trouvâmes le diplocoque signalé dans le cas précédent, et ce germe, réensemencé le 16 décembre sur divers milieux, notamment sur lait, sur bouillon et sur sérum, nous fournit des cultures riches en germes de forme typique. La présence sur certaines préparations d'une fausse capsule lui donnait par places quelques allures vagues de pneumocoque, ce que les autres détails et des recherches expérimentales nous ont permis de controuver aisément.

OBSERVATION D. — Le sang d'une rhumatisante aiguë typique ne nous fournit que du staphylocoque — du vrai — et quand on a étudié ce microbe et qu'on le compare au diplococcus que nous décrivons, la différence s'impose de façon irrécusable.

OBSERVATION E. — Le sang d'un rhumatisant au vingtième jour, avec complications de péricardite et d'incidents pleuro-pulmonaires aigus nous a fourni une culture de bacille d'Achalme, des cultures de diplococcus et de staphylocoque. La présence de ce dernier nous a empêchés d'obtenir le diplococcus à l'état de pureté — quoi que nous ayons pu faire.

Suivent cinq observations dont des erreurs de technique, dues à des essais malheureux, nous ont empêchés de profiter.

OBSERVATION K. — Elle nous a donné une forme microbienne comparable (diplobacille fin), mais non semblable au diplococcus. Il est vrai que le rhumatisme, très aigu au début, eut des tendances marquées à passer à la chronicité, et nous avons tout droit de penser que, dans un cas semblable, il s'agit de quelque chose de surajouté.

Série d'Observations personnelles de Recherches bactériologiques dans le Rhumatisme

AUTEURS	AGE DU SUJET	HISTOIRE CLINIQUE		BAC. ACHALME	DIPLOCOCCUS	MICROBES VARIÉS
Obs. A.....	Fille... 8 ans	Chorée. — Rhumatisme. — Péricardite. — Accidents pleuro-pulmonaires.	Autopsie; Liq. péric. — Plèvre. — Sang.	B. A. (sang).	D. c. (sang).	Coccus (péric.).
Obs. B.....	Garçon. 13 1/2	Chorée. — Poussée rhumatismale. — Souffle mitral.	Sang pris à la veine.	....	D. c. (sang).	....
Obs. C.....	Homme 51 ans	5e attaque de rhumatisme.	»	....	D. c.	....
Obs. D.....	Fille... 19 ans	2e attaque. Soupçon de péricard.	»	....	....	Staph. blanc.
Obs. E.....	Homme 34 ans	1re attaque. Evolution lente (3 mois); péricardite; accidents pleuro-pulmonaires.	Sang. — Liq. pleural. — Crachats	B. A. (sang, crachats.)	D. c. (sang, crachats).	Staph. (plèvre)
Obs. F, G, H, J.	....	Obs. perdues en raison d'un essai de technique défectueuse.				
Obs. K.....	Homme 33 ans	Rhumatisme très aigu, mais à tendances ultérieures chron.	Prise de sang à la veine	....	....	Bac. fin.
Obs. L.....	Fille... 18 ans	Rhumatisme simple, très aigu, très rapide.	»	0	0	0
Obs. N.....	Garçon. 10 ans	Chorée avec nuances rhumat.	»	....	D. c. (sang).	....
Obs. O.....	Homme 32 ans	Rhumatisme, ou pseudo-rhum.; purpura; endocardite ancienne	»	....	D. c. (sang).	....
Obs. P.....	Homme 34 ans	Rhumatisme aigu très franc.	»	0	0	0
Obs. R.....	Homme 24 ans	Rhumatismes subaigus francs.	»	0	0	0
Obs. R'....	Homme 18 ans	— — —	»	0	0	0
Obs. S.....	Homme 35 ans	2e attaque. Rhumatisme franc.	»	....	....	Staphylocoque.
Obs. T.....	Homme 30 ans	2e att.; rhum. avec état général grave; péricardite; congest.				
Obs. d'Apert	Femme 20 ans	2e attaque. Chorée. — Rhumatisme. — Endocardite.	....	....	D. c. (sang).	....
Observ. de Thiercelin	Homme 34 ans	2e att. Rhumatisme. — Endopéricardite. Mort.	Prise de sang à la veine 48 h. av. la mort. D. c.	....	D. c. (sang et viscères.)	....

Observation L. — Elle concerne un rhumatisme très aigu, qui, étudié par tous les moyens que l'empirisme nous avait révélés comme les plus favorables, ne nous a *rien* donné.

Observation M. —Une treizième observation n'a d'intérêt qu'en ce que le sujet, qui avait été pris pour un rhumatisant, était, en réalité, atteint de pseudo-rhumatisme blennorragique.

Observation N. —Le quatorzième examen de sang concerne un petit sujet atteint de rhumatisme fruste au cours de la chorée et les cultures ont révélé la présence du diplococcus sous son aspect le plus typique.

Observation O. — Dans un quinzième cas, nous l'avons également trouvé à la culture du sang et pourtant il s'agissait vraisemblablement alors d'un pseudo-rhumatisme, avec purpura. Mais ce rhumatisme évoluait chez un rhumatisant avéré, avec lésion mitrale et avec poussée d'endocardite.

Suivant l'ordre chronologique, vient en seizième lieu l'observation d'Apert portant sur une chorée rhumatismale avec complications mitro-aortiques. Le sang de cette malade a révélé la présence du diplococcus.

Observation P. — Un dix-septième sujet observé par nous et auquel nous avons pris du sang à la période d'acuité de son rhumatisme ne nous a fourni aucun résultat.

Les trois derniers cas, concernant le dix-huitième et le dix-neuvième des rhumatismes vulgaires, et le vingtième, un cas de rhumatisme grave compliqué de péricardite et de congestion pleuro-pulmonaire, n'ont également *rien* donné, bactériologiquement.

Nous avons, dans le chapitre de l'endocardite, rappelé qu'Apert a fait connaître une observation confirmative des nôtres. Cet auteur ayant pu, avec le sang recueilli sur lait anaérobie, isoler un diplococcus dont il a eu la gracieuseté de nous remettre les cultures.

Nous devons enfin à l'obligeance de notre excellent

collègue Thiercelin l'observation suivante, toute récente et pleine d'intérêt pour nous, en ce qu'elle confirme plusieurs de nos constatations.

« Il s'agit d'un homme de 35 ans, entré le 22 mai 1899, à l'hôpital Saint-Antoine, salle Bazin, n° 22, service de M. le Pr Hayem. Le diagnostic porté est celui de rhumatisme articulaire aigu chez un ancien rhumatisant, plusieurs poussées antérieures présentant des lésions cardiaques multiples : insuffisance mitrale et insuffisance aortique.

Le péricarde semble avoir été touché aussi, et l'ondulation de la paroi permet de supposer qu'il existe une symphyse cardiaque.

Il existe un état d'adynamie progressive, de cachexie cardiaque rapide, et le malade meurt, le 26 mai, avec des symptômes d'asystolie.

Deux jours avant la mort, une ponction avait été pratiquée dans une veine du pli du coude. Avec 5 centimètres cubes de sang, nous avons ensemencé différents milieux en aérobie et en anaérobie, et, dit Thiercelin, dans les cultures ; dès le lendemain, nous pûmes constater, à l'exclusion de toute autre espèce microbienne, la présence d'un *diplocoque* dont les caractères nous permirent d'identifier ce germe avec l'entérocoque que nous avons décrit.

A l'autopsie, symphyse cardiaque complète, lésions d'insuffisance mitrale et aortique ; les poumons sont œdémateux aux bases surtout, les reins congestionnés, le foie volumineux, la rate légèrement augmentée de volume. Dans les organes, nous avons pu, par la culture, déceler la présence du même diplocoque. »

Nous avions à établir pour ce microbe : 1° la morphologie ; 2° les modes de culture ; 3° les caractères biologiques dans les milieux ; 4° le pouvoir pathogène, c'est-à-dire les réactions d'inoculation.

1° **Morphologie.** — 1° La *forme* est un peu variable suivant le milieu employé, suivant l'âge de la culture, mais la voici dans ses traits généraux. Il s'agit, dans tous les cas, d'un coccus en éléments doubles, oblongs, ovoïdes. — Son aspect le plus caractéristique est la disposition en besace que représente la figure 44. C'est ainsi qu'on le rencontre dans les cultures sur lait carbonaté, en particulier. — Il n'est pas rare de voir parfois, dans ce même milieu, un espace clair donnant une apparence d'encapsulement. En sérum d'ascite, où son développement est moins intense, en urine, parfois en bouillon, il se dispose en chaînettes de quatre ou de six éléments, d'ailleurs, toujours nettement réunis deux par deux :

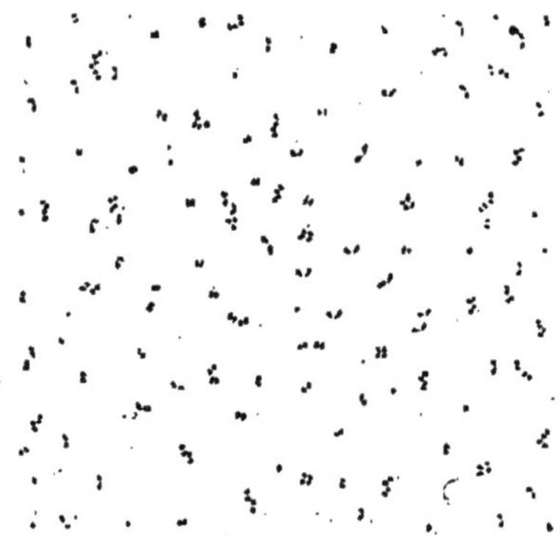

Fig. 4. — Diplocoque.

ces chaînettes peuvent être beaucoup plus longues, et d'allures flexueuses. Enfin, sur les milieux solides, et plus particulièrement sur les milieux artificiels renfermant des *hydrates de carbone*, après réensemencement, il est fréquent de le voir donner lieu à des agglomérations staphylococciques qui n'ont des staphylocoques vulgaires que l'apparence, car, à un même grossissement, il s'agit, dans notre cas, de diplococci *ovalaires* qui ne sauraient, à aucun degré, être comparés aux formes des staphylocoques blancs qui représentent des cocci nettement arrondis.

2° Les *dimensions* ordinaires et normales sont de 0 μ 5 à 1 μ de diamètre longitudinal sur 0 μ 5 de diamètre transversal ; ces dimensions varient, du reste, quelque peu suivant le milieu de culture. Parfois, on a des cocci plus allongés, trapus, en forme de bâtonnets courts; parfois, il y a des étranglements séparant un grain ordinaire d'un grain volumineux.

3° Quant à la coloration, elle est facile avec toutes les matières usuelles; ce microbe prend le Gram.

Dans deux communications récentes à la Société de Biologie (1), Thiercelin a donné d'un diplocoque, par lui isolé des autres éléments de la flore microbienne intestinale, des caractères que nous signalons ici (ce diplocoque, nous le verrons, avait été rencontré par l'un de nous dans l'estomac) :

« Caractères de quelques cultures : *en bouillon*, trouble au bout de vingt-quatre heures, il s'éclaircit ensuite, et il se forme au fond du tube un dépôt de plus en plus abondant, à mesure que la culture vieillit (diplocoques en grains de blé, avec chaînettes de deux ou trois diplocoques). Plus tard, les chaînettes sont plus nombreuses, plus longues, le groupement par paires restant manifeste dans la plupart, et les microbes ont des tendances à former des amas, à s'agglutiner.

Dans le *sérum d'ascite*, il pousse en donnant des chaînettes de diplocoques.

Sur gélose, il donne naissance à de petites colonies transparentes, de vitalité minime, car les réensemencements ne sont pas toujours possibles. Habituellement, il donne naissance à des petits points, transparents d'abord, qui deviennent ensuite rapidement opaques, donnant l'aspect d'une culture de streptocoques.

Ce microbe est doué d'un polymorphisme des plus remarquables : si on examine plusieurs cultures de ce diplocoque faites dans les milieux différents, on est frappé de la diversité des formes qu'on rencontre. Tantôt on voit des diplocoques allongés de volume variable, les uns plus petits, les autres plus gros,

(1) THIERCELIN. — Sur un diplocoque saprophyte de l'intestin (*Soc. Biol.*, 15 avril 1899). — Morphologie de l'entérocoque (*Soc. Biol.*, 24 juin 1899).

parfois disposés en tétraèdres, parfois en strepto-diplocoques, et même en amas staphylococciques. Dans certaines conditions, les éléments s'allongent, et l'on a des diplobacilles plus ou moins trapus. Quelques-uns de ces bâtonnets présentent à leur partie moyenne un étranglement; dans certains cas, un des grains du diplocoque s'est allongé en bâtonnet, l'autre ayant gardé sa forme de coccus. Nous avons pu rencontrer aussi de très gros éléments ovalaires. »

Ces documents sont superposables au nôtre, et sur des cultures isolées de l'estomac, par l'un de nous, et sur les cultures provenant d'un cas d'autopsie de rhumatisme compliqué, Thiercelin n'a pas hésité à reconnaître l'identité des germes étudiés.

2° **Modes de culture.** — L'idéal, pour l'étude d'une forme microbienne, c'est de lui découvrir un milieu de culture spécifique, c'est-à-dire sur lequel on l'obtienne avec le maximum de facilité et de développement. Ce qui caractérise assez spécialement le diplococcus que nous avons en vue, c'est la difficulté, l'incertitude même de l'obtention d'une première culture. Achalme, pour le bacille qu'il a étudié, a découvert dans le lait alcalinisé en milieu anaérobie un de ces milieux quasi-spécifiques permettant rapidement (de 12 à 36 heures), l'obtention d'une culture caractéristique. Nous ne connaissons rien de semblable pour le diplococcus.

Étant donné le sang recueilli dans la veine, nous l'avons reporté, tantôt en milieu liquide, tantôt en milieu solide, tantôt en anaérobie, tantôt en aérobie.

Toujours, dans tous les cas, songeant d'abord à la recherche du bacille d'Achalme, nous avons ensemencé des laits carbonatés anaérobies, des laits carbonatés aérobies; des bouillons de cheval de composition complexe, bouillons alcalinisés, peptonisés, lactosés, les uns anaérobies, les autres aérobies. Puis, nous avons ensemencé avec le sang des milieux solides de composition très variée : géloses simples, peptonisées, glycérinées ; des géloses peptonisées lactosées. Nous nous sommes servis comme milieux liquides, soit de sérum d'ascite pur, soit de bouillon additionné de ce sérum d'ascite. Enfin, nous avons composé des milieux qui sont : l'un une gélose peptone lactosée, avec sérum artificiel, additionnée de viande ; l'autre, une gélose peptone avec 4 % de sirop Deschiens à l'hémoglobine, milieu qui ne peut être stérilisé à l'autoclave, mais qui s'obtient par filtration sur bougie Chamberland stérilisée. La gélatine, la pomme de terre ont été également employées. Tous les milieux ont été contrôlés au point de vue de l'alcalinité préalable. Quelques milieux acides, employés en contraste, sont moins favorables.

Le tableau ci-après nous renseigne au point de vue des caractères macroscopiques des cultures, et de leur pousse plus ou moins rapide (1). Nous pouvons ajouter que le diplococcus est anaérobie facultatif et plutôt aérobie. Toutefois, nous sommes mal fixés à ce sujet, car, empiriquement, nous avons pu, dans notre première observation, le séparer du bacille d'Achalme, de la façon suivante :

Le 2 décembre 1897 (au laboratoire du Dr Sabouraud), nous ensemençons avec un lait-bouillon qui contenait les deux germes (bacille d'Achalme et diplococcus), cinq boîtes de Petri de gélose-bouillon qui sont placées dans une étuve à faire le vide où lon chasse l'air par des arrivées successives d'hydrogène à l'aide de l'appareil Radais. Le 5 décembre, après séjour de 70 heures à l'étuve à 38°, nous constatons que sur deux boîtes les résultats sont nuls, que sur deux autres il s'est fait des cultures pauvres de diplococcus, et qu'une boîte, enfin, a donné des

(1) Pour bien faire ressortir la difficulté et les incertitudes dont s'entoure cette recherche du diplococcus, il y a lieu de rappeler qu'un lait anaérobie, ensemencé avec le sang du malade de l'Obs. XV, n'a donné de culture positive, se traduisant du moins par coagulation, qu'au bout de *quinze* jours, alors que souvent la coagulation est obtenue vers la soixantième heure ; alors, surtout, qu'un premier résultat positif dans le même cas avait été obtenu en vingt-quatre heures sur gélose hémoglobine.

cultures plus abondantes renfermant des bacilles
d'Achalme et du diplococcus. Le 5 décembre, les
colonies isolées sont réensemencées sur deux tubes
de lait anaérobie, sur deux tubes de lait-bouillon
anaérobie, sur gélose anaérobie inclinée, et en
gélose anaérobie par piqûre. Le 15 décembre, on constate que les tubes de lait ont poussé, donnant une
faible coagulation du lait dont le caillot est sillonné
et fissuré, que les tubes de lait-bouillon ont poussé
avec séparation nette du caillot qui remplit la moitié
inférieure du tube, surmonté d'un liquide séreux ;
que les tubes de gélose ont à peine poussé ; sur le
tube incliné, cependant, on voit quelques colonies
minuscules rappelant celles de la boîte de Petri.

L'examen sur lames des cultures liquides révèle
la présence exclusive d'un diplococcus court, à
l'exclusion du bacille d'Achalme, qui se retrouve à
l'état de rares spécimens isolés sur les colonies de
la gélose.

Cultures du Diplococcus.

Tout ce qui suit concerne des réensemencements de cultures
déjà obtenues : l'obtention de la première reste difficile et
incertaine.

MILIEUX LIQUIDES

1° **Lait carbonaté**. — Il coagule le lait en séparant le coagulum d'un petit lait très clair. Cette coagulation
est ± rapide ; ± intense suivant l'ancienneté du
microbe du réensemencement ; suivant que le microbe
provient d'une culture — ou du sujet vivant — ou
du sujet mort. Il est incontestable que l'action est plus
intense dans ce dernier cas (autopsie, expérimentation).

2° **Bouillons**. — Bouillon. Peptone à 2 %. } Trouble
 Culture lente. Peu abondante. } et quelques
  a) *B. simple*. — Bouillon peptone glycérine } rares
   à 4 %. Culture plus lente. } grumeaux.
   B. P² ac. lactique V gouttes. Culture }
   très médiocre. }

  b) *B. avec viande*. — Cultures plus intensives, au bout
de quelques jours, le bouillon s'éclaircit et il y a un léger dépôt.

B. p^2 gl^1 lactose 4 %....... Bon
B. p^2 lact. 4.............. meilleur
B. lact. 4. Sérum artificiel
   (sel 0,5 %; sulf. de soude 1 %) *bien meilleur*

} Trouble et dépôt

Le sérum d'ascite est un milieu médiocre.

L'adjonction aux différents milieux d'azotate de potasse et de chlorure de sodium à 0,5 % favorise le développement des cultures.

MILIEUX SOLIDES

1º **Géloses**. — Gélose-peptone 2 %. — Ne cultive pas, du moins tout d'abord. Culture seulement dans le liquide de condensation : trouble et dépôt. Après quelques jours, on peut voir sur la surface de la gélose de petites colonies rondes opalescentes.

> *Sans viande*. — Gélose p^2 glycérine 4 %. *Se cultive* mal et quelquefois pas.

> *Avec viande*. — Gélose p^2 lact. 3 % (bon milieu). Traînées opalescentes qui se résolvent en fines gouttelettes.
> G. p^2 additionné de sérum d'ascite. Médiocre.
> G. p^2 lact. 4 avec sérum artificiel. Est un excellent milieu.
> G. p^2 additionné de 4 % de sirop Deschiens à l'hémoglobine. Est un milieu excellent.
> G. p^2 gluc. 3 % est le milieu de choix.

2º **Anaérobies**. — Les cultures sur milieux similaires sont aussi bonnes anaérobies que aérobies.

Dans les milieux liquides, comme dans les milieux solides, la *glycérine* entrave le développement du microbe. Au contraire, le *sucre* est très favorable.

3º **Gélatine**. — a) *En surface*. Développement tout en cultures rappelant l'apparence du grésil.

> b) *En piqûre*. Série de très petits grains oblongs.
> *Ce microbe ne liquéfie pas la gélatine.*

4º **Pomme de terre**. — Culture lente, en petite traînée grisâtre, sans relief.

5º **Gélose tournesolée**. — Sur gélose-peptone 2 %, lactose 3 % alcalinisée et tournesolée, il donne au bout de 36 heures des colonies qui rougissent le tournesol, indice de la production d'acide lactique.

Il pousse bien sur les milieux acides.

Nous n'avons pas contrôlé l'influence de la température aux limites minima, non plus que maxima, et nous ne savons pas à quelle température meurt la culture.

Bien des points restent encore à connaître dans l'étude de ce diplocoque. A quel groupe appartient-il? A côté de quelle espèce doit-il être rangé? Est-ce une variété de streptocoque ou de staphylocoque? Nous l'ignorons.

La détermination des microorganismes ap-puyée jusqu'à ces dernières années sur leur aspect microscopique, leurs caractères de culture, et pour quelques-uns d'entre eux sur leur étude expérimentale, n'est pas suffisante, et il est de toute nécessité de s'adresser à la chimie biologique. Bien des microorganismes, peu différents les uns des autres quant à l'aspect, sont doués de propriétés distinctes en ce qui concerne la nature des produits secondaires qui résultent de leur végétation en certains milieux. Cette étude biologique permet en outre de reconnaître la présence de produits dont la chimie organique a révélé l'existence et que l'expérimentation a montrés comme nocifs pour l'organisme : rôle des toxalbumines et des ptomaïnes, action des acides gras, action des alcools de fermentation. Certains microorganismes, réputés inoffensifs et indifférents, acquièrent une importance par les transformations qu'ils font subir aux milieux dans lesquels ils végètent, transformations qui peuvent être le point de départ de bien des phénomènes actuellement encore inexpliqués.

Avant de donner les résultats fournis, il importe d'exposer en quelques mots la technique suivie; nous nous sommes inspirés dans cette étude des règles posées par M. Grimbert (1). On doit en effet voir l'action de l'agent que l'on étudie : sur les matières azotées, sur les hydrates de carbone et sur les alcools polyatomiques.

Des ballons de 600 centimètres cubes, contenant 10 grammmes de carbonate de chaux sont ense-

____

(1) De l'unification des méthodes de culture en bactériologie.

mencés, la présence du carbonate de chaux est nécessaire, d'une part pour saturer l'acidité qui empêcherait le développement de la culture, d'autre part pour fixer les acides. L'ensemencement se fait à l'aide d'un centimètre cube d'une culture en bouillon de 24 à 48 heures. Le jour de l'examen, la pureté de la culture est vérifiée par examen direct et par réensemencement en stries sur gélose.

Après quinze jours à trois semaines de séjour à l'étuve, la culture retirée est filtrée, divisée en 3 portions :

1° 100 c.c. qui servent à reconnaître : la nature du milieu : alcalin ou acide, l'odeur, la présence d'acides gras, de sulfo-conjugués, de toxalbuminés, de composés ammoniacaux: à savoir si l'aliment ensemencé a été détruit en partie ou en totalité ; si la saccharose a été interverti, si l'amidon a été transformé. Enfin, quelques centimètres cubes filtrés sur une bougie Chamberland stérilisée peuvent être injectés à l'animal pour connaître la toxicité.

2° 50 c.c. sont mis à évaporer à siccité, et traités ensuite par les méthodes employées pour la recherche des acides lactique et succinique.

3° 300 c.c. sont mis à distiller, on recueille 100 c.c. Ces 100 c.c., acidifiés par une solution aqueuse saturée d'acide tartrique, sont redistillés à moitié, et dans la nouvelle distillation on recherche les alcools, les acétones, les aldéhydes par les réactifs de Legal, de la fuchsine bisulfitée, de l'iodoforme, etc.

Quant aux 200 c.c. restants, ils sont acidifiés avec une solution d'acide oxalique. 110 c.c. prélevés sont destinés à la méthode des distillations fractionnées de Duclaux pour la recherche des acides volatils. Parfois, ces 110 c.c. doivent être distillés à moitié, et les deux moitiés, auxquelles on ajoute de l'eau distillée en quantité suffisante pour 110 c.c., distillées par la méthode de Duclaux (1).

3° **Action sur les matières azotées.** — Le diplo-

---

(1) A. Coyon, *Soc. de Biologie*, décembre 1899.

coque est sans action sur l'albumine du blanc d'œuf, la fibrine, même dans les milieux auxquels on a ajouté de la peptone pour favoriser son développement.

Ensemencé dans des solutions peptonisées à 3 %, il donne lieu à la formation d'acide acétique et d'acide valérianique en petite quantité et de traces d'acide formique.

A signaler la présence de composés ammoniacaux (réactif de Nessler), que nous n'avons pas définis.

Dans le lait il attaque la caséine. Voici les résultats obtenus :

LAIT TÉMOIN	LAIT EXAMINÉ AU BOUT DE 15 JOURS
Beurre....... 37.70 %	Beurre....... 37.70 %
Caséine...... 52.75	Caséine...... 35.5?

Il donne de l'acide lactique en quantité et de l'acide acétique.

4° **Action sur les hydrates de carbone.** — Nos milieux étant ainsi composés :

Hydrate de carbone......................	15
Peptone.................................	5
CO_3Ca.................................	10
Eau.....................................	500

A. Sur glucose et lévulose :

1° Production d'acide lactique en quantité et d'acide acétique.

2° Dans le produit de distillation, il faut noter la présence de générateurs d'iodoforme.

B. N'intervertit pas la saccharose, mais produit les acides lactique et acétique et des générateurs d'iodoforme.

C. Ne fait pas fermenter la lactose, donne les mêmes résultats.

D. Sans action sur l'amidon qu'il ne transforme pas ; aux dépens de la dextrine : acide lactique et acide acétique, acide formique en très faible quantité.

5° **Alcools polyatomiques.** — Pousse mal dans les milieux glycérinés. Dans les solutions à base de mannite, pousse bien et donne lieu aux mêmes composés chimiques que dans les milieux précédents.

En résumé, le diplocoque, aux dépens des hydrates de carbone, ne donne lieu à aucune fermentation : pas d'alcools d'acétone ou d'aldéhydes par les réactifs spéciaux de ces agents (réactif chromique, compte-goutte Duclaux, réactif de Legal, fuchsine bisulfitée), mais cependant nous trouvons des générateurs d'iodoforme.

Enfin et surtout il donne lieu à la formation d'acide lactique en quantité notable et d'acide acétique.

Les réactions sont loin de se produire dans l'organisme comme *in vitro* ; il serait téméraire de les identifier ; à côté des causes de germination favorables, il faut noter des causes d'arrêt ; car les transformations chimiques qui s'y passent viennent forcément interrompre à certains moments, certaines pullulations par les mêmes faits qui en favorisent d'autres. Mais les renseignements fournis par l'étude biochimique peuvent nous guider et servir à l'explication de bien des phénomènes encore inconnus. L'étude est encore trop récente et les faits trop peu nombreux pour que nous voulions en tirer aujourd'hui quelque déduction. Mais nous nous proposons de poursuivre cette étude et d'en publier ultérieurement les résultats.

6° **Expérimentation**. — Nous n'avons pas pratiqué l'inoculation directe du sang de rhumatisant dans la veine de l'animal, ce serait un genre d'expériences à reprendre ; aujourd'hui, grâce au sérum de sangsue, la coagulation n'est pas à craindre, et l'on pourrait injecter d'assez fortes doses de liquide sanguin (1).

Nous nous sommes servis, pour l'expérimentation, de cultures de bacille d'Achalme, les unes pures, les

(1) De Saint-Germain, p. 79 de sa thèse, déclare que les inoculations de liquide articulaire et de sang de rhumatisant dans le système circulatoire, veine marginale de l'oreille, ou dans les articulations d'animaux jeunes (chiens, lapins), n'ont donné aucun résultat.

autres mélangées de diplococcus. On a vu, dans un chapitre précédent, les résultats de ces expériences. Voici maintenant ce que nous avons obtenu avec le diplococcus.

Quelque cultures, à dose faible, d'ailleurs, ont servi à faire des inoculations directes dans les jointures, ce qui ne nous donna aucun résultat.

Toutes nos autres inoculations ont été faites avec des cultures, anaérobies et aérobies, et sur un nombre considérable d'inoculations, nous n'avons obtenu qu'un seul fait positif. Nous ne saurions, ce qui serait fastidieux, faire le relevé de toutes nos expériences, en voici l'énumération succincte :

1° Avec les cultures du diplococcus provenant d'une autopsie, nous avons inoculé 2 lapins et un cobaye ;

2° Avec les cultures du diplococcus obtenu chez le premier rhumatisant vivant, nous avons fait une série d'inoculations identiques.

3° De même avec les cultures du sang, et du liquide pleurétique du malade observé dans le service du Dr Landrieux ;

4° Avec les cultures du sang provenant d'un choréique, nous avons inoculé à doses croissantes, depuis 8 centimètres cubes jusqu'à 16 centimètres cubes, 3 lapins et 1 cobaye.

5° Avec les cultures du sang d'un rhumatisant, nous avons inoculé 2 lapins, le tout sans résultat aucun.

Il n'y a à signaler, dans l'état des animaux en expérience, ni phénomènes généraux (fièvre ou amaigrissement), ni désordres locaux.

Aucun d'eux n'est mort du fait d'une maladie ou d'une complication provoquée, quelques-uns d'entre eux ont été tués, pour contrôle, 15 jours, trois, quatre, six semaines et deux mois après l'inoculation, et ce contrôle n'a rien révélé.

6° Avec les cultures provenant du sang d'un jeune choréique, momentanément atteint d'une poussée rhumatismale fébrile, et ponctionné à ce moment, nous avons inoculé :

A. Le **2** janvier, un lapin a reçu dans la veine marginale de l'oreille 8 centimètres cubes d'une culture en bouillon anaérobie de 10 jours. L'animal n'a présenté rien d'anormal. Tué le 1er février, son autopsie a été négative.

Le même jour, un autre lapin a reçu dans l'oreille 12 centimètres cubes d'une culture de même date ; cet animal est mort avec une endocardite, dont nous allons relater plus loin les détails de l'autopsie.

Puis, nous avons inoculé successivement : un jeune chien, qui, le 8 février, a reçu dans la veine saphène 8 centimètres cubes d'une culture de même provenance. Après 12 heures d'état grave, avec vomissements, diarrhée et algidité, l'animal se remet et recouvre la santé parfaite.

B. Un agneau de 4 mois, sans aucune nuance de modification locale ou générale.

C. Des pigeons, sans rien obtenir.

D. Quelques autres lapins, et toute une autre série de cobayes, toujours sans résultats.

Il est à rappeler encore qu'à trois reprises, avec des diplocoques de provenances différentes, nous avons inoculé la souris blanche, sans obtenir aucune réaction pathogène. Cependant Thiercelin, employant des cultures plus virulentes, a pu faire mourir la souris. Cet auteur a constaté, comme nous, la résistance particulière du cobaye.

Il est à signaler aussi que, dans aucune de nos expériences, nous n'avons constaté, à la suite des inoculations, ni rougeur des téguments, ni formation de collections ayant tendance à s'abcéder, ni formation d'abcès à distance. Il s'agit, à coup sûr, d'un germe non pyogène dans les conditions biologiques ordinaires.

Nous devons signaler encore cette particularité dans les inoculations. C'est la disparition rapide des germes du sang des animaux inoculés. Nous avons fait, à plusieurs reprises, l'examen du sang le lendemain ou le surlendemain de l'inoculation, sans pouvoir retrouver sur préparations, non plus qu'en cultures, le diplocoque inoculé.

Voici maintenant en détail l'exposé de notre cas expérimental positif.

7° **Lésions cardiaques expérimentales.** — Ayant inoculé, le 1er janvier, un lapin, en lui injectant dans la veine marginale 12 centimètres cubes d'une culture pure en bouillon anaérobie de onze jours, de notre diplocoque, nous avons assisté à l'évolution d'un état infectieux modéré, caractérisé par une température oscillant entre 39°,2 et 40°,5, au vingtième jour duquel l'animal a succombé à un rétrécissement mitral aigu, d'origine expérimentale.

Ce qui frappe avant tout, c'est l'intensité des *lésions de l'endocarde* et leur similitude avec celles du rhumatisme articulaire aigu de l'homme. Comme elles, les lésions expérimentales sont denses, fibreuses, nacrées, quasi élastiques, verruqueuses, mais non *ulcéreuses*. Ces lésions ont envahi tout le circuit de l'orifice auriculo-ventriculaire gauche, au point de déterminer un rétrécissement mitral assez serré pour n'admettre que le passage d'une sonde cannelée : aussi en est-il résulté une dilatation mécanique du cœur gauche, avec hypertrophie considérable. L'autopsie avait révélé, en outre, la présence de liquide péricardique (2 centimètres cubes), l'existence d'une pleurésie bilatérale de 10 à 12 centimètres cubes environ, tous liquides franchement séreux, renfermant des flocons de fibrine. Par contre, le péritoine et les séreuses articulaires étaient absolument indemnes. La culture directe du sang du cœur et celle de différents viscères ont fourni des cultures pures et typiques du coccus en points doubles inoculés. Nous ne voulons actuellement que signaler quelques particularités relatives à ce fait d'expérimentation : nous n'avons pu, sans doute, reproduire la polyarthrite rhumatismale aiguë de l'homme, mais néanmoins *il est à remarquer que notre microbe a reproduit une partie, et non la moins importante, du complexus rhumatismal : fièvre et déterminations viscérales.*

En outre, il est à noter que ce microbe inoculé, même à des doses massives, ne cause aucune suppuration.

L'examen histo-bactériologique des végétations mitrales a montré une succession de couches cellulaires et de couches de fibrine superposées, et, dans ces dernières, une abondance telle de diplocoques inoculés, qu'en certains points les masses microbiennes colorées paraissaient aussi considérables que les tissus histologiques, et cela, avec les divers colorants en usage, et, notamment, par la méthode de Gram.

Au nombre des détails afférents à la biologie du diplococcus, il faut ajouter la fréquence de ses associations à d'autres microbes chez l'homme, et aussi au cours des inoculations expérimentales.

Achalme, deux fois sur six cas, a vu son bacille associé à des cocci, une fois à son streptocoque (?) non virulent, une fois à un coccus *non déterminé*.

Thiroloix, de son côté, a vu une fois sur 5 observations, l'association du bacille d'Achalme à un coccus *non déterminé* sans propriétés pathogènes. Il nous paraît d'autant plus regrettable que ces auteurs n'aient pas poursuivi l'étude de ces cocci que nous aussi, justement, nous avons rencontré des associations semblables dans les deux cas où nous avons trouvé le bacille d'Achalme, et le microbe associé était précisément notre diplococcus. Dans le second cas, les cultures du sang fournirent, en outre, du staphylocoque.

Il devenait donc nécessaire de suivre les germes associés, ce que notre premier cas d'autopsie nous a permis de faire, ainsi que nous l'avons signalé précédemment, et nous devons envisager maintenant ce qui concerne les staphylocoques.

3. — STAPHYLOCOQUES DANS LE RHUMATISME (1)

Il n'est pas une étude bactériologique du rhumatisme qui ne signale la présence relativement fré_

(1) Nous ne saurions trop attirer l'attention sur l'étude des formes

quente du ou de staphylocoques chez les rhumatisants
(sang, liquides épanchés, articulations, plèvre, péricarde, méninges) ; il n'est pas un auteur qui, étudiant le rhumatisme, ne soit obligé de s'inquiéter du
rôle possible des cocci (staphylo, strepto) dans la
septicémie rhumatismale, à titre essentiel ou, tout
au moins, à titre secondaire.

De Saint-Germain a consacré à l'étude des staphylocoques pyogènes toute une importante partie expé-
mentale.

L'un de nous (1), sous forme de discussion de
pathologie générale, a envisagé le rôle possible des
cocci, et plus particulièrement des staphylocoques,
dans la pathogénie du rhumatisme.

Sahli, à plusieurs reprises, a signalé le rôle probable de l'infection staphylococcique dans les allures
du rhumatisme.

Mais c'est surtout Singer qui est revenu sur ce
sujet. A maintes reprises, l'auteur a rapporté des
statistiques importantes, et enfin, il a réuni tous
ces documents dans un ouvrage publié en 1897
Nous retrouverons ailleurs les conclusions de pathologie générale que l'auteur croit devoir tirer de son
étude, en voici, pour l'instant, les documents bactériologiques.

« Sur un total de 60 malades, le *sang* examiné 88 fois
a donné 11 fois, chez 9 malades, un résultat positif.
Les bactéries que l'on y a rencontrées sont le staphylococcus pyogenes albus (9 fois), le streptococcus

staphylococciques dans le rhumatisme. Elles y sont d'une fréquence extrême; sans qu'il s'agisse probablement dans tous les
cas, uniformément d'une même variété. Le staphylocoque vulgaire
y doit être relativement exceptionnel; nous ne l'avons rencontré
que trois fois sur vingt observations. Il est de toute nécessité
d'approfondir les caractères biologiques du coccus qu'on rencontre
dans le sang des rhumatisants : ainsi n'est-ce que par une étude
suivie que nous sommes arrivés à différencier le diplococcus
oblong que divers auteurs semblent avoir entrevu (Lion,
Leyden, Goldscheider), et que tant d'autres ont confondu, à un
examen superficiel, avec un staphylocoque.

(1) Triboulet. Essai de pathogénie du rhumatisme. *Revue de
médecine*, juillet 1892.

conglomeratus de Kurth (1 fois), le streptococcus pyogenes (1 fois).

Le *liquide intra-articulaire*, examiné 31 fois chez 24 malades, a fourni des résultats positifs chez 2 sujets : staphylococcus pyogenes albus.

Le microcoque peut exister dans la synoviale et les tissus péri-articulaires, sans qu'on le trouve dans l'exsudat ; il y sécrète des toxines qui produisent l'œdème péri-articulaire. Dans l'arthrite blennorragique, l'examen du liquide ne donne pas de résultats positifs plus fréquents.

C'est surtout la *bactériurie* dans le rhumatisme que l'auteur s'est attaché à étudier. La bactériurie correspond généralement, quand on la constate chez un sujet, à l'existence de bactéries homologues dans le sang et les organes; il ne suffit pas d'un état fébrile quelconque pour provoquer le passage dans l'urine de microorganismes indifférents, comme le prétend à tort Chvostek, qui conteste toute valeur aux résultats ainsi obtenus.

On commence par laisser écouler 50 c. c. d'urine, et l'on garde une certaine quantité de l'urine recueillie ensuite; on ensemence des plaques de gélose avec 2 c.c., 5 de ce liquide; la dernière portion d'urine contenue dans la vessie est recueillie à part et ensemencée à la dose de 1 c. c.

Les recherches doivent être fréquentes, l'élimination des bactéries par l'urine étant capricieuse, inconstante, comme dans d'autres infections. Aussi Singer a-t-il examiné 692 fois l'urine de 85 malades; il a obtenu une fois le staphylococcus pyogenes albus, 14 fois le staphylococcus pyogenes aureus, 13 fois le staphylococcus cereus albus, 20 fois le streptococcus conglomeratus, 15 fois le streptococcus pyogenes, 3 fois le bacterium coli, etc.

Ce sont ces pyogènes que l'auteur considère comme les agents pathogènes du rhumatisme articulaire aigu, sans distinguer de formes spéciales de la maladie, suivant la présence des uns ou des autres chez le malade examiné. »

Notre tableau d'observations personnelles montre qu'à plusieurs reprises (trois fois) nous avons rencontré un staphylocoque blanc chez les rhumatisants.

Nous avons dit déjà comment par leur morphologie staphylocoque blanc vulgaire et diplococcus se différencient nettement. Il nous reste maintenant à démontrer qu'on peut encore les distinguer grâce à certains caractères de culture, et aussi par l'expérimentation.

Nous rappelons que le staphylocoque blanc vulgaire cultive aisément sur tous les milieux nutritifs, même sur milieux pauvres ; il n'en est plus de même du diplococcus. Prenez un liquide organique renfermant du staphylocoque, portez-le sur une gélose sans viande à 2 % de peptone, et vous aurez aisément, en moins de 24 heures, une large culture positive en taches rondes caractéristiques, culture crémeuse, à éléments surélevés. Ensemencez de même le diplococcus sur cette gélose-peptone, vous n'obtiendrez rien d'aussi rapide. Il se fera, au bout de quelques jours seulement (quelquefois 8 à 10 jours dans certaines de nos observations), sur la surface de la gélose, de petites traînées de colonies ponctiformes, en gouttes de rosée.

Enfin, et c'est là un criterium d'importance, alors qu'on additionne une gélose-peptone de 4% de glycérine, le staphylocoque pousse plutôt plus vigoureusement que sur le milieu sans glycérine, le *diplococcus ne pousse* pour ainsi dire pas.

La culture du lait *donne lieu* ainsi entre diplocoque et staphylocoque à une différenciation de valeur. Avec les deux, la coagulation peut se faire en un délai variable de 24 à 72 heures ; mais les tubes de culture présentent des aspects bien distincts : le diplocoque *donne lieu* à la formation d'un coagulum ferme bien séparé d'un petit-lait clair. Il n'est pas rare que le caillot soit érodé ou largement fissuré ; tandis que le staphylocoque donne lieu à la formation d'un caillot mou, total, ou à peine séparé d'un peu de sérosité.

Le staphylocoque ensemencé sur : peptone 1 ; azotate de potasse 1 ; eau distillée 100, pousse rapidement et donne en 24 heures la réaction des nitrites. Au contraire, le diplocoque pousse à peine et ne donne pas la réaction dans les premiers jours.

Grâce à ces réactions de milieu, il nous fut facile, dans les divers cas, de différencier toujours ce diplococcus du staphylocoque blanc vulgaire, distinction qui nous permet de répondre à des objections trop aisément soulevées et affirmées par certains auteurs qui se sont laissé prendre à des similitudes grossières, ce qui leur a fait affirmer, bien à la légère que, streptocoque à part, tous les cocci qu'on peut rencontrer chez les rhumatisants sont des staphylocoques et même plus précisément du staphylocoque blanc (1).

Ce qu'il faut reconnaître, c'est l'association possible des deux germes (diplococcus et staphylocoque dans une même culture et la difficulté extrême, alors, sinon même l'impossibilité de les séparer.

Il nous restait enfin un dernier argument pour la différenciation du staphylocoque blanc et du diplococcus : c'était l'expérimentation sur l'animal.

Or, à deux reprises, dans notre série d'observations, nous avons inoculé des cultures de staphylocoque. Nous avons employé des cultures provenant de notre observation D, et nous n'avons rien pu constater chez l'animal en expérience. Nous avons employé du staphylocoque provenant du liquide pleural de notre sujet E, et, inoffensif pour le cobaye,

---

(1) Ne trouvât-on qu'un staphylocoque blanc dans le rhumatisme, il serait bien d'en étudier les propriétés biologiques, car c'est faire preuve de connaissances bactériologiques bien superficielles que d'accepter un mot pour un fait et de ne pas supposer que la forme staphylococcique puisse appartenir à des éléments d'essence différente. On peut d'autant mieux s'y tromper que le staphylocoque a assez souvent l'aspect d'un diploïde.

le staphylocoque a donné chez trois lapins des résultats positifs : ces animaux ont été tués, l'un au bout d'un mois, l'autre au bout de six semaines, et le troisième, environ deux mois après l'inoculation. Chez le premier, on constata l'existence d'un épanchement dans le péricarde, et chez un autre, nous avons trouvé une rate et un foie volumineux, farcis d'abcès, les uns miliaires, les autres plus volumineux, et ces produits ont donné, à l'examen microscopique et à la culture, de gros grains de staphylocoque.

Ce sont là des considérations diverses qui nous permettent d'établir entre staphylocoque blanc et diplococcus des différences franchement incontestables : 1° par la forme élémentaire : le staphylocoque vulgaire est nettement sphérique ; le diplococcus est allongé-ovoïde, parfois d'aspect pneumococcique; 2° par les réactions de culture : le staphylocoque blanc vulgaire pousse bien sur les milieux glycérinés, le diplococcus, sur ces mêmes milieux, pousse peu ou pas du tout ; 3° enfin par l'expérimentation : le staphylocoque blanc vulgaire a communément un pouvoir pyogène que nous n'avons pu constater à aucun degré chez le diplococcus.

Ce que nous venons de dire pour le staphylocoque dans le rhumatisme, il y aurait lieu de le reprendre pour l'étude du *streptocoque*. Il est vraisemblable qu'il s'agit d'une variété de streptocoque, différente biologiquement du streptocoque pyogène commun ; nous n'avons aucune documentation à ce sujet.

V. — QUELQUES CONSIDÉRATIONS SUR LA PATHOGÉNIE DU RHUMATISME.

Nous n'avons ni l'intention d'exposer les théories émises sur la nature du rhumatisme, ni les qualités requises pour les critiquer (prédisposition, arthritisme, trouble plus ou moins spécifique du chimisme humoral, comparaison ou parallèle du rhumatisme et de la goutte, théorie myélopathique du rhumatisme, etc.). Comme les allures cliniques du rhumatisme sont bien celles des maladies infectieuses, c'est à la faveur de l'idée d'infection qu'il nous faut essayer de comprendre la polyarthrite fébrile, puisque, aussi bien, notre étude présente est, avant tout, bactériologique.

Nous avons, dans ce travail, commencé par exposer, dans leurs données les plus générales, les constatations et les interprétations concernant le rhumatisme et ses complications ; nous avons laissé entrevoir rapidement combien la conception actuelle des groupements symptomatiques était critiquable, puisqu'on réunit sous une même formule « rhumatisme et rhumatismales » des symptômes fondamentaux (fièvre et arthrites), et des complications incertaines, variables pour chacune des poussées polyarticulaires (endocardite, péricardite, etc.). Aucun argument décisif ne peut nous prouver à l'heure actuelle que ces éléments de complication soient *rhumatismaux*, c'est-à-dire de même essence que la fièvre rhumatismale.

Dans l'ignorance où nous sommes de la spécificité bactériologique, il *n'y a pas plus de théorie du rhumatisme qu'il n'y a de théories des fièvres éruptives*. Toute discussion cessera pour ces affections, le jour où l'on aura rencontré le germe spécifique.

Si nous faisons ce rapprochement entre deux groupes nosologiques, dont l'un comprend une maladie non contagieuse, le rhumatisme (les faits de contagion signalés n'emportent nullement la conviction), et l'autre des maladies contagieuses (rougeole, scarlatine), c'est que la comparaison peut nous servir à fixer les idées sur un sujet où tout est incertitude.

Ces fièvres éruptives, à germe pathogène inconnu, révèlent pourtant leur spécificité en déterminant des modifications organiques éminemment favorables à l'infection secondaire, et l'on sait quelles complications passagères ou durables, bénignes ou mortelles, peut provoquer alors cette infection secondaire. Celle-ci apparaît liée si souvent et si intimement parfois à la maladie initiale, que certains auteurs, frappés de la fréquence dans l'association des deux, se demandent si ce qu'on prend pour infection secondaire n'est pas la cause même de la septicémie rubéolique ou scarlatineuse (rougeole et scarlatine dans leurs rapports avec les variétés de streptocoques). Et pourtant, si l'on parle de *laryngite*, de *bronchite rubéolique*, si l'on parle de *bubon scarlatineux*, il est sous-entendu que la maladie générale a pu sans doute favoriser l'éclosion des complications, mais que c'est un microbe d'infection surajoutée, qui les réalise ou les entretient.

Or, prendre l'agent pathogène des complications pour le microbe de la maladie serait une faute pour la scarlatine, pour la rougeole également ; c'en est une aussi pour le rhumatisme. Et cette faute, tous les auteurs risquent de la commettre qui, dès qu'ils rencontrent quelque forme microbienne dans un *rhumatisme compliqué*, ont tout de suite la conviction de tenir l'agent pathogène du rhumatisme.

Ce que nous entrevoyons, c'est que seul, réduit à

sa simple expression (fièvre et arthrite), le rhumatisme est composé d'une série d'observations similaires : cliniquement par la fièvre éphémère à courbes comparables, sinon superposables, par les arthrites passagères, toujours terminées par guérison intégrale ; fièvre et arthrites *éminemment sensibles au salicylate de soude* ; bactériologiquement par des résultats négatifs. Dès qu'il survient des complications cliniques, le rhumatisme perd, pour les divers cas comparés, tous ses caractères d'identité avec lui-même ; les allures fébriles de la maladie deviennent totalement différentes, et impossibles à prévoir, la *courbe se comportant désormais*, au gré de la *complication* ; et ces complications, nous ne le savons que trop, *restent insensibles à l'action du salicylate de soude*. Aussi, nous rappelant que c'est à ces formes *compliquées*, en général, qu'appartiennent les constatations microbiennes positives, nous déclarons — ainsi que nous l'avons donné à entendre — que, pour nous, le *rhumatisme compliqué* se compose de deux éléments : 1° l'inconnue qui fait la polyarthrite fébrile ; 2° de ce *quid additum* qui fait la complication et que nous révèle la bactériologie. Ce que nous traduisons par cette formule : il y a des rhumatismes vrais *infectieux simples* et des rhumatismes vrais *infectieux-infectés*. Hypothèses pour hypothèses, voici celles où nous conduit l'observation des faits, tels que nous les avons vus :

1° **Rhumatismes vrais, infectieux simples.** — Une infection de nature indéterminée provoque fièvre et polyarthrite. Pour point de départ de cette infection, pouvons-nous prendre tour à tour, et suivant les indications des observations, une angine, un état infectieux gastro-intestinal ou toute autre manifestation morbide ? *C'est possible*. Ainsi s'expliquerait la similitude des polyarthrites fébriles rhumatismales avec tant de polyarthrites fébriles d'infection qui ne diffèrent en rien cliniquement des premières, mais dont la cause nous est connue. Ainsi le *rhumatisme vrai* deviendrait-il, comme on l'a déjà pu donner à entendre, « *le premier des pseudo-rhumatismes* ».

Que, dans certains cas, l'infection locale soit le point de départ des réactions de fièvre et d'arthrite, sans dissémination de l'agent pathogène dans le courant sanguin, d'où la non-constatation bactériologique de l'infection par le contrôle de l'examen du sang; que dans d'autres cas, soit affaiblissement, soit déchéance organique du sujet, soit virulence plus marquée des germes en cause, ceux-ci passent dans la circulation, donnant lieu ainsi aux variétés de rhumatisme vrai avec constatations bactériologiques positives; que ces infections locales soient d'origine microbienne variable, et qu'il y ait non pas *un* rhumatisme, à espèce pathogène unique, mais *des* manifestations polyarticulaires rhumatismales à espèces pathogènes variées; et qu'il y ait lieu de démembrer le rhumatisme d'aujourd'hui en autant de variétés bactériologiquement distinctes. Tout cela est possible, mais attend démonstration.

Sous des influences que nous ignorons totalement, l'infection sanguine se réalise chez le rhumatisant et se révèle à nous par la présence, en culture, de tel ou tel germe; mais on conçoit qu'il ne s'agisse souvent que de pénétration intermittente, fractionnée, et que telles prises de sang successives restent négatives, telle autre fournissant un résultat positif.

2° **Rhumatismes vrais infectieux-infectés.** — Qu'il s'agisse du passage d'un germe spécifique dans la circulation, sous des influences qui sont à déterminer; qu'il s'agisse de l'adjonction de germes d'infection secondaire, le sang du rhumatisant est éminemment favorable à l'infection, se traduisant par la présence de germes figurés dans la masse sanguine. *L'infection secondaire qui manque aux uns, qui se surajoute aux autres, voilà la seule raison d'être des différences cliniques si surprenantes dans l'évolution de polyarthrites fébriles aiguës à début parfois identique.*

Pour nous, c'est justement par la facilité avec laquelle il se double *d'infections secondaires* que le

rhumatisme fait ses complications viscérales, lesquelles peuvent être à staphylocoque, à streptocoque,
à diplococcus, ou à bacille d'Achalme.

Ces infections, il s'agit de trouver leur origine.
Voici ce que nous possédons comme données étiologiques à ce sujet.

Pour le staphylocoque et pour le streptocoque, il
n'est pas douteux que l'angine représente la porte
d'entrée la plus fréquente, que l'angine précède,
accompagne ou suive le rhumatisme ; mais qu'elle soit
érythémateuse ou folliculaire, cette angine dite, elle
aussi, *rhumatismale*, manque de la sanction bactériologique, nous montrant au niveau des amygdales le
germe qu'on peut retrouver dans le sang, ou *in situ*
dans les complications. Il n'existe pas de travaux
dans ce sens ; de Saint-Germain, qui a étudié l'angine
cliniquement, n'a pas fait de recherches microbiennes sur elle.

Dans la *Médecine moderne* du 11 mars 1894, se
trouve le résumé d'un travail d'Abrahams sur l'angine dite *rhumatismale*. Bactériologiquement, l'auteur
a constaté la présence fréquente (?) des streptocoques
surtout, des staphylocoques moins souvent ; il a pu
aussi retirer les mêmes microorganismes de l'urine
prise par cathétérisme aseptique. Ce sont ces mêmes
germes que divers auteurs ont signalé dans le sang
et dans le liquide articulaire des rhumatisants ; et
beaucoup admettent que le rhumatisant est infecté
ou intoxiqué par le virus atténué des germes pathogènes qui, dans leur pleine activité, causent la
pyohémie.

A rapprocher de la localisation amygdalienne sont
les manifestations naso-pharyngées (adénoïdites) qui,
pour Gallois, représenteraient un foyer d'origine
important de l'infection rhumatogène (1).

Un autre auteur, Buntherland (2), admet que
l'amygdale n'est pas la seule porte d'entrée du

(1) *Bulletin médical*, 1898.
(2) *Médecine moderne*.

poison rhumatismal, mais que tous les tissus lymphatiques du tube digestif, *surtout ceux de l'appendice*, peuvent servir à l'introduction des germes.   -

Cette supposition de Buntherland prend pour nous une valeur extrême non seulement en ce qui peut concerner streptocoque et staphylocoque, mais aussi, et surtout, pour les deux autres germes plus différenciés, le bacille d'Achalme et le diplococcus.

Etant donné que nous rencontrons parfois un *diplococcus* dans le sang de certains rhumatisants, il est important, de reconnaître l'origine de ce germe, ce qui peut conduire à la notion étiologique, sinon du rhumatisme lui-même, du moins de quelqu'une de ses complications.

Or, longtemps, nous sommes restés dans l'ignorance au sujet de la provenance possible du diplocoque observé dans le sang de quelques-uns de nos rhumatisants : connaissant la fréquence de l'angine au début ou au cours des manifestations articulaires, nous avons recherché, par examen direct et par culture, à retrouver dans la localisation amygdalopharyngée le diplococcus en question. C'est là une constatation difficile. A l'examen microscopique pur, bien des cocci peuvent affecter la disposition en grains doubles, et, à la culture, les ensemencements, presque toujours complexes, ne permettent pas d'isoler telle ou telle variété microbienne. Certainement nous avons pu reconnaître le germe en question dans la bouche et sur les produits d'angine, mais nous ne pouvons attribuer à sa présence, dans ces milieux, aucune valeur pathogène spécifique.

Nous ne possédions aucun renseignement sur l'habitat de ce germe quand l'un de nous, en cours de recherches sur la flore microbienne de l'estomac, a pu retrouver et isoler à l'état de pureté de plusieurs individus un diplococcus en tous points semblable au diplocoque trouvé dans le sang des rhumatisants : diplocoque qui, plus tard, fut reconnu identique à l'entérocoque, décrit par Thiercelin, rencontré par cet auteur dans l'estomac. Des cultures et des préparations, soumises à M. Thiercelin, lui firent reconnaître son entérocoque. La confirmation de ce que nous avançons nous a été donnée, d'une façon bien convaincante, par une observation que Thiercelin lui-même nous a gracieusement remise, observation dans laquelle, à l'autopsie d'un rhumatisme compliqué d'endocardite, cet auteur a trouvé, dans le sang, et, dans divers milieux, à l'état de pureté, le diplococcus que nous avons, à maintes reprises, rencontré dans le sang de rhumatisants vivants, et dont il a donné la description à la Société de Biologie, cette année même, sous le nom d'entérocoque.

Qu'il s'agisse là d'un microbe dont la pénétration dans le milieu sanguin provoque le syndrome rhumatismal, c'est à démontrer ; en tous cas, la constatation est inconstante ; il nous paraît vraisemblable que ce germe ne se comporte que comme agent d'infection secondaire, faisant des complications, parmi lesquelles, peut-être, l'endocardite plus que toute autre. Ce n'est d'ailleurs pas là un fait exceptionnel que de voir un saprophyte devenir pathogène sous des influences générales ou locales encore indéterminées. Nous tenons à signaler également sa présence, constatée par différents auteurs, dans la chorée.

Lorsque nous eûmes décelé la présence du diplocoque dans le tube digestif, nous nous sommes demandé si ce même milieu ne pouvait être aussi un lieu d'habitat du bacille d'Achalme ; nous avons fait des recherches et nous avons pu constater qu'il peut exister dans le tube digestif un gros bacille offrant de grandes analogies avec le bacille d'Achalme et décrit par MM. Veillon et Zuber sous le nom de Bacillus perfringens.

Ces auteurs, étudiant la bactériologie de l'appendicite, ont trouvé fréquemment un gros bâtonnet microbien rappelant la bactéridie charbonneuse. Si l'on se reporte à l'étude que ces auteurs en ont faite, on est frappé de l'analogie qui existe entre ce bacille et le bacille d'Achalme, non seulement au point de vue morphologique, mais aussi au point de vue expérimental.

Dans le but de contrôler ces faits, nous devons à l'obligeance de notre collègue Veillon des cultures et des préparations du Perfringens, nous avons pu constater la grande ressemblance morphologique entre les deux microorganismes; mais, avant de *vouloir affirmer* d'une *façon absolue* l'identité de ces deux agents, il serait nécessaire d'en faire une étude comparative, tant au point de vue morphologique que biologique.

En dehors des conceptions à priori, voici ce que les faits nous enseignent :

1° Il y a des rhumatismes *vrais*, simples, sans complications et sans microbe spécifique connu;

2° Il y a des rhumatismes *vrais* avec endocardite, sans microbe spécifique décelable ;

3° Il y a des rhumatismes *vrais*, avec complications variées, sans endocardite, et sans microbe spécifique;

4° Il y a des rhumatismes *vrais* avec diverses complications, et avec microbes, tantôt de telle variété, tantôt de telle autre.

Dès lors, sans torturer ces faits d'observation pour les faire pénétrer de force dans des cadres artificiels construits à l'avance, il est indiqué de rechercher dans quelle mesure lá clinique sanctionne ces divisions que fait établir la bactériologie, et de rechercher, en particulier, si ces divisions sont justifiées par l'étiologie, par l'évolution clinique et par le pronostic.

Les conditions *étiologiques* sous l'influence desquelles le sang du rhumatisant est éminemment infectable et infecté par tel ou tel microbe, dans tel ou tel cas particulier, nous les ignorons; mais nous croyons pouvoir fixer dans *le tractus gastro-intestinal un foyer d'origine très important pour l'infection secondaire.*

L'*évolution clinique* d'un rhumatisme est actuellement impossible à prévoir : toutes les polyarthrites fébriles peuvent avoir même début apparent, alors que la marche ultérieure en devient totalement différente. Aucune loi, pas même celles de Bouillaud, si chères aux doctrinaires, ne régit l'évolution d'un rhumatisme, en soumettant les complications à la seule influence de l'intensité fébrile : *L'infection secondaire, qui manque aux uns, qui se surajoute aux autres, voilà, répétons-nous, la seule raison d'être des différences cliniques si surprenantes dans l'évolution de polyarthrites fébriles aiguës à début souvent identique.*

Le profit à tirer des recherches bactériologiques devra surtout concerner le *Pronostic*. Il faut suivre les faits, et accepter, par eux, que les rhumatismes, reconnus *amicrobiens* par examen direct du sang, et par cultures successives, sont, en général, d'un pronostic favorable(1); que les rhumatismes avec infection sanguine décelable appartiennent aux variétés à complications possibles, et c'est à établir le rapport entre telle complication clinique et telle infection microbienne que doivent tendre les conclusions des recherches. La documentation très insuffisante que nous possédons nous laisse entrevoir que certaines infections (*staphylocoque et streptocoque* non définis encore) semblent de moindre importance; que, par contre, la présence dans le sang du *Diplococcus*, par nous décrit, semble conférer au rhumatisme un caractère de permanence à l'état subaigu, singulièrement favorable aux complications endocardiques par ce microbe; et qu'enfin le bacille d'Achalme se rencontre rarement, très exceptionnellement, chez le vivant et qu'il se trouve, par contre, à l'autopsie des formes prolongées ou foudroyantes, dans lesquelles la polyinfection est fréquente.

(1) Nous disons : en général, parce qu'il reste, pour beaucoup d'entre eux, l'imminence d'une complication dont nous ignorons encore absolument le déterminisme pathogénique, le rhumatisme cérébral.

Notre attention à tous, dans le rhumatisme, est attirée et fixée par une seule considération : la *complication*. Que nous importe une fièvre rhumatismale aussi vive qu'on la suppose, puisque cette fièvre est éphémère et ne tue pas par elle-même ! Que nous importent des fluxions articulaires multiples et suraiguës, qui, au seul prix de douleurs parfois extrêmes, disparaîtront toutefois sans laisser de traces ! Tout cela se résume en un proverbe : « Beaucoup de bruit pour rien. »

Sournoisement, au contraire, sans fracas, la complication va s'installer et faire son œuvre durable ; c'est elle qu'il faut dépister, et la clinique ne peut la reconnaître toujours que trop tard, c'est-à-dire quand elle existe.

Distinguer, parmi les variétés cliniques, celles qui sont sinon indifférentes, du moins de moindre importance, qui ne compromettent pas l'existence, et dont on ne garde aucune tare pathologique ; reconnaître, par contre, *celles dont on peut mourir, ou dont on peut conserver une lésion durable*, c'est à la seule bactériologie qu'il appartient de le faire. Elle seule peut nous faire prévoir l'avenir des rhumatisants. C'est à établir sur des données de plus en plus certaines les assises de ce pronostic que doivent servir les recherches bactériologiques appliquées à la clinique.

TABLE DES MATIÈRES

PARIS. — IMPRIMERIE F. LEVÉ, RUE CASSETTE, 17.

www.ingramcontent.com/pod-product-compliance
Ingram Content Group UK Ltd.
Pitfield, Milton Keynes, MK11 3LW, UK
UKHW020921120726
13693UKWH00003B/1105